BARRY SEARS
DANIELA MORANDI

LA ZONA DEL FUTURO

Sperling & Kupfer

LA ZONA DEL FUTURO

ISBN 978-88-200-5412-0
61-I-13

«EnerZona è il marchio che permette di identificare immediatamente i prodotti in perfetta sintonia con il mio programma e che vi aiuteranno a restare in Zona in ogni situazione.»

Barry Sears

Traduzione di Anna Fontebuoni

Foto dell'inserto di Mauro Padula; food stylist Pasquale di Bari.

Avvertenza

Questo libro non intende sostituirsi a un parere medico o al vostro specialista. Chi è ammalato, o sospetta di esserlo, dovrebbe farsi visitare. Chi sta assumendo farmaci regolarmente prescritti non modifichi mai la sua dieta (buona o cattiva che sia) senza prima consultare il medico, poiché qualsiasi variazione dietetica può modificare il metabolismo dei farmaci che assume.
La medicina moderna, per quanto potente, è un ben misero sostituto della prevenzione, che rimane il migliore rimedio, ma può realizzarsi solo a livello individuale e con una corretta nutrizione, pilastro di uno stile di vita salutare. Gli autori e l'editore in ogni modo declinano espressamente ogni responsabilità per eventuali effetti nocivi derivanti dall'applicazione dei consigli qui forniti senza un'appropriata supervisione medica.

A mio padre, sereno tra le stelle,
sempre nel mio cuore e nei miei pensieri.
A mia madre e mia sorella,
la famiglia che ognuno vorrebbe avere accanto.
Grazie per l'amore immenso che mi date.
A Paolo: è bello averti tra di noi.
Al dottor Alberto Bottini e alla dottoressa Boni.
Grazie per tutto l'amore che sapete dare
e la dedizione straordinaria al vostro lavoro.
A Claudio, un'anima rara e preziosa.

D.M.

Indice

Introduzione

La dieta Zona è in continua evoluzione. Sono passati più di trent'anni da quando mi sono reso conto per la prima volta dell'enorme potenziale di questo tipo di alimentazione per mantenere all'interno di una zona terapeutica, a un livello né troppo alto né troppo basso, gli ormoni generati dalle combinazioni dei vari cibi durante il pasto.

L'influenza della dieta Zona sulla salute si conferma ogni giorno maggiore, grazie anche alle nuove conquiste nel campo della biologia molecolare, che dimostrano come tali ormoni siano in grado di alterare l'espressione dei geni. La Zona può essere in sostanza considerata una forma di terapia genica.

Benché le nozioni scientifiche riguardanti la biologia molecolare e la genetica siano complesse (ed è proprio per questo che le abbiamo approfondite nelle Appendici del libro), non avrete problemi a utilizzarle e a comprenderne l'evoluzione. L'importante è essere disposti a capire gli effetti di un pasto sulla produzione ormonale e a mettere in pratica alcune fondamentali regole alimentari rimaste immutate per decine di migliaia di anni nel corso dell'evoluzione umana, e che non muteranno dall'oggi al domani.

Ho avuto il piacere di conoscere la mia coautrice, la dottoressa Daniela Morandi, più di dieci anni fa, durante una conferenza medica sulla salute della donna alla quale ero stato invitato a parlare della dieta Zona. Era la prima volta che sentiva parlare dell'influenza dell'alimentazione sugli ormoni. Da allora, Daniela è diventata una dei miei migliori studenti e ha fornito un contributo fondamentale alla comprensione della complessa biologia che sta dietro la Zona. È diventata inoltre una delle maggiori esperte nell'insegnamento di come integrarla nella realtà italiana. Insieme abbiamo scritto il primo ricettario illustrato (*Il bello della Zona*), per dimostrare che questa dieta si può inserire perfettamente nell'alta cucina italiana, ma anche nelle abitudini di tutti i giorni.

La nostra collaborazione continua in questo libro: vi dimostreremo come utilizzare la Zona per perdere peso seguendo uno sperimentato percorso alimentare, per rallentare il processo di invecchiamento e per vivere una vita migliore mangiando cibi della tradizione italiana nel rispetto della Zona. La nostra speranza è che, dopo aver letto questo libro, capiate perché vivere in Zona è davvero straordinario!

Barry Sears

Scrivere per la seconda volta a quattro mani con il dottor Sears è per me una grande emozione e una immensa soddisfazione. Il nostro intento è unire la scientificità delle ultime ricerche nutrizionali con la bontà e la bellezza della cucina.

Dalla mia passione culinaria, dagli anni di lavoro e da moltissime ore passate a diretto contatto con le persone in qualità di «Zone coach», ho raccolto spunti e idee che mi sembrano utili per nutrirsi bene, facilmente e in allegria. Come spesso accade, ciò che scegliamo di fare nella vita è legato alle nostre esperienze personali, esattamente come la strategia Zona è nata grazie alla storia famigliare del dottor Sears.

E così è stato per me, sia quando iniziai a interessarmi alla Zona poiché avevo letto che era la dieta di Brad Pitt (in seguito il mio interesse diventò molto più scientifico di quanto avrei immaginato!), sia quando cominciai ad appassionarmi a un percorso che unisse la biochimica della nutrizione al piacere della buona cucina.

Ho trascorso la vita tra i fornelli: mi ricordo di quando ero piccola, e di mia madre che la sera, alla fine di estenuanti giornate di lavoro come manager, si metteva sorridente ai fornelli per preparare piatti straordinari.

Lei è anche la dimostrazione vivente del fatto che, mangiando secondo i criteri esposti in questo libro, si affrontano il passare del tempo e le tempeste della vita in maniera sorprendente.

Mia madre, infatti, è cresciuta «in Zona» senza saperlo: nata e vissuta a lungo vicino al mare, si è sempre nutrita di pesce, verdura, frutta e praticamente di nessun carboidrato sfavorevole (pane e pasta).

Il risultato è una salute di ferro e il soprannome di «mamma bionica», dato che non l'ho mai vista a letto ammalata, e a settantatré anni (suscitando l'invidia di noi figlie) non sa cosa sia la cellulite. Frequenta l'università della terza età, seguendo ogni sorta di corso di informatica: Excel è la sua passione. Ma se le si chiede cosa ne pensa dei corsi, dice che l'insegnante procede troppo lentamente!

È ovvio che con un esempio del genere in casa mi sarebbe difficile ritenere che l'alimentazione non influenzi il corso della nostra vita.

Anche per questo, nella mia professione, tento costantemente di insegnare alle persone non solo qual è il sistema migliore da seguire – rispettando le differenze tra individuo a individuo – per «entrare» in Zona e rimanervi per tutta la vita, ma anche di sperimentare soluzioni pratiche e veloci per rendere questa scelta un'esperienza piacevole e libera da privazioni.

Con un maestro come il dottor Sears, una mamma istintivamente «zonista», un padre appassionato di buona cucina e una sorella molto golosa, non potevo che cercare di mettere insieme le preziosissime nozioni apprese da ciascuno di loro e creare qualcosa di nuovo.

Daniela Morandi

Parte prima

La Zona per il benessere totale

Perché ingrassiamo e invecchiamo più rapidamente?

La risposta a queste domande, antiche come il tempo, è che tutto dipende dall'interazione fra alimentazione e geni: questi ultimi non si possono modificare, ma se ne può cambiare l'espressione.

Il libro che avete in mano prenderà in esame lo strettissimo rapporto che esiste fra la vostra alimentazione e i vostri geni. Riuscire a controllare la propria dieta è un'autentica forma di terapia genica, è il modo giusto di perdere peso, avere un aspetto più giovanile e vivere meglio. L'unico segreto è cercare di mantenere per tutta la vita il rapporto ottimale fra regime alimentare e geni. Anche se si tratta di rapporti complessi, comprenderli è straordinariamente semplice.

Il vero punto di partenza (e di arrivo) per perdere peso e rallentare il processo di invecchiamento è l'infiammazione. Di solito la si considera qualcosa che provoca dolore fisico, e per questo ci si rivolge a un medico. Esiste però un altro tipo di infiammazione, molto più insidioso e pericoloso, che resta al di sotto della soglia del dolore e di conseguenza non viene curata. Il risultato è che a volte persiste per anni e anni, finché si manifesta sotto forma di danno a un organo. Si parla allora di malattia cronica. Per distinguerla dall'infiammazione tradizionale, quella che provoca dolore, io la chiamo infiammazione cellulare. È proprio questa, che non dipende dai microbi ma dall'alimentazione, a far ingrassare e invecchiare più rapidamente.

Per fortuna esiste un modo per curarla: la dieta, e in particolare una dieta antinfiammatoria, la Zona.

Immaginate che l'infiammazione cellulare sia un killer silenzioso. Se il livello che raggiunge nel vostro organismo è alto, è come se il corpo andasse a fuoco. Quando le cellule adipose «vanno a fuoco» si ingrassa, se capita a quelle del cuore si ha una cardiopatia, se sono interessate le cellule del pancreas il diabete, un tumore se sono quelle del sistema immunitario o l'Alzheimer se sono quelle del cervello. Spero che abbiate capito il concetto: se non estinguete questi fuochi, invecchierete più in fretta.

Dati i grandi progressi della medicina, come mai non è possibile curare l'infiammazione cellulare con una semplice pillola? In fondo i farmaci antinfiammatori sono in grado di tenere sotto controllo i dolori più forti.

Il problema è che l'infiammazione cellulare dura tutta la vita, e sappiamo bene che l'uso continuato di farmaci antinfiammatori ha gravi conseguenze sulla salute (attacchi cardiaci, immunodepressione, osteoporosi e morte). Pensate che ogni anno, in America, muoiono più persone per gli effetti collaterali di dosi corrette di farmaci antinfiammatori che di AIDS. Ecco perché l'uso continuato e perenne di potenti antinfiammatori forse non è la migliore strategia antietà. Il problema è che l'infiammazione cellulare provocata dalla dieta è inarrestabile. Non esistono farmaci, a qualsiasi dose siano assunti, in grado di modificare stabilmente una tale infiammazione, mentre una dieta mirata può avere un effetto positivo già in trenta giorni. Il segreto per non invecchiare (e perdere peso per sempre) è seguire per tutta la vita una dieta antinfiammatoria.

L'infiammazione cellulare ha iniziato a essere un grave problema quarant'anni fa, quando si è diffusa la globalizzazione della tecnologia alimentare. I benefici del cibo a basso prezzo hanno aperto il vaso di Pandora dell'infiammazione cellulare, e solo ora si capiscono le conseguenze.

I cambiamenti della nostra alimentazione sono stati numerosi, ma quattro di essi, comparsi contemporaneamente in America proprio quarant'anni fa, sono stati fondamentali e si stanno diffondendo a macchia d'olio in tutto il mondo. Sono:

- aumento del consumo di acidi grassi omega 6
- aumento del consumo di carboidrati raffinati
- diminuzione del consumo di acidi grassi omega 3
- diminuzione del consumo di polifenoli

Cercherò di darvene una breve descrizione.

Il cambiamento alimentare più importante è stato il crescente consumo di acidi grassi omega 6 che, fino al secolo scorso, hanno costituito una minima parte della nostra alimentazione. Ora sono la fonte di calorie meno costosa e stanno assumendo sempre più importanza in molti tipi di alimentazione (specialmente in quella americana). Si trovano negli oli vegetali di soia, mais, cartamo, girasole. Sono tutti coltivati e lavorati con spietata efficienza, tanto da risultare tra i prodotti più esportati dagli Stati Uniti nelle altre parti del mondo.

Il motivo per cui gli acidi grassi omega 6 sono tanto pericolosi è che sono i costituenti fondamentali degli ormoni che aumentano l'infiammazione cellulare.

A peggiorare la situazione, si è aggiunto un maggiore consumo di carboidrati raffinati (pane e pasta, ma anche cibi pronti), dovuto anche al fatto che la loro produzione industriale ne ha abbassato i costi.

Saporiti e alla portata di tutte le tasche, durante la digestione i carboidrati raffinati vengono subito trasformati in glucosio, che entra immediatamente nel circolo sanguigno. A ciò corrisponde un rapido aumento dei livelli di insulina, un ormone che fa ingrassare e rimanere grassi, oltre che accelerare il processo di invecchiamento. Quando un alto tasso di insulina si combina ad alti livelli di acidi grassi omega 6, è come se si gettasse un fiammifero acceso in una tanica di benzina. Quella che esplode è l'infiammazione cellulare.

Purtroppo, i due alimenti naturali che potrebbero tenere sotto controllo questa infiammazione sono sempre meno presenti nella nostra dieta. Il primo è costituito dagli acidi grassi omega 3 contenuti nel pesce e nell'olio di pesce. A differenza degli acidi grassi omega 6, che sono proinfiammatori, gli omega 3 sono antinfiammatori. Man mano che diminuisce il consumo di omega 3, il corpo perde il principale fattore alimentare in grado di ridurre normalmente l'infiammazione cellulare.

E, per finire, c'è un consumo sempre minore di polifenoli, le sostanze chimiche che danno colore a frutta e verdura. Oggi sappiamo che sono qualcosa di più. A concentrazioni sufficientemente alte inibiscono l'infiammazione cellulare e rallentano il processo d'invecchiamento. Purtroppo, anche il consumo dei carboidrati colorati, verdura e frutta, è in rapida diminuzione.

Il risultato dell'azione di questi quattro fattori è una «tempesta nutrizionale perfetta» che alimenta l'aumento globale di infiammazione cellulare.

Lo scopo di questo libro non è spiegare perché sta aumentando l'infiammazione cellulare, ma fornire un percorso alimentare in grado di invertirne la tendenza e tenerla sotto controllo per tutta la vita. Molti consigli che vi forniamo sono simili a quelli che davano i vostri nonni, ma anche del tutto contrari a quelli del Ministero della Salute italiano e dei medici che vedete pontificare in televisione.

Quando venni per la prima volta in Italia, più di dieci anni fa, la prima domanda che mi fecero fu: «Come si permette di dirci come mangiare?» Era ovvio che chi mi poneva questa domanda riteneva che il problema dell'obesità negli Stati Uniti fosse dovuto al fatto che gli americani erano stupidi o pigri, o non sapessero cucinare, o tutte tre le cose insieme. La mia risposta fu: «Ogni cosa che abbiamo in America l'avrete anche voi fra cinque o dieci anni». Purtroppo la mia profezia si è avverata.

Una generazione fa i bambini italiani erano i più magri d'Europa. Oggi sono i più grassi. Non è questione di geni, che non si trasformano con tanta rapidità. Sono stati invece i recenti cambiamenti di alimentazione a provocare l'infiammazione cellulare e a mutare velocemente (bastano ventiquattro ore circa) l'espressione dei geni.

Qual è, allora, la soluzione? È sempre la dieta antinfiammatoria Zona: povera di acidi grassi omega 6 e di carboidrati raffinati (pane, pasta, riso), ricca di acidi grassi omega 3 e di polifenoli. È una dieta ideata per ridurre l'infiammazione cellulare e molti studi, compresi quelli condotti alla Harvard Medical School, ne hanno confermato le straordinarie virtù. Se volete dimagrire e rallentare il processo di invecchiamento, la Zona diventa il vostro «farmaco» di prima scelta. In più, essa riduce la probabilità di contrarre malattie croniche, quindi vi permette di vivere più a lungo, più magri e più giovani.

I pilastri della Zona

Al contrario di quanto qualcuno vuol farvi credere, non esistono ricette magiche nel campo della nutrizione. L'eliminazione di una categoria di alimenti (come i grassi o i carboidrati) dalla dieta, o l'aggiunta di un integratore hanno un effetto a lungo termine trascurabile, se non addirittura inesistente, sulla riduzione dell'infiammazione cellulare: ciò è dovuto al fatto che le sue basi molecolari sono estremamente complesse.

Le sostanze nutritive presenti nella dieta possono, tuttavia, generare una potente «sinfonia» di risposte ormonali e genetiche diverse: ecco perché è necessario attaccare l'infiammazione da molte angolazioni diverse, ognuna a un certo livello di intervento alimentare terapeutico. Questi sono i principi fondamentali della Zona.

Analogamente a quanto avviene nel campo della nutrizione, anche nel trattamento del cancro è raro che si usi un solo farmaco, poiché è necessario attaccare il male su molti fronti con farmaci che agiscono su piani diversi. Se pensate all'infiammazione cellulare come a una forma di cancro, vi rendete conto di quanto sia insidiosa. Lo scopo fondamentale della Zona è mantenere gli ormoni infiammatori generati dalla dieta entro una zona terapeutica, a un livello né troppo alto né troppo basso.

Un certo grado di infiammazione cellulare è necessario per riuscire a combattere infezioni o per cicatrizzare ferite. Se è troppo basso, siete un bersaglio facile in caso di attacco di virus o batteri, e un'eventuale lesione non cicatrizza mai. Se l'infiammazione cellulare, invece, è eccessiva, il corpo inizia ad attaccare se stesso. Bisogna dunque mantenerla all'interno di una «zona». Se riuscite a tenere sotto controllo gli ormoni infiammatori fra un pasto e l'altro, il corpo risponderà naturalmente al miglior equilibrio ormonale con la perdita di grasso corporeo in eccesso, una migliore salute e un rallentamento del processo di invecchiamento.

Non è niente di diverso dal prendere una medicina al momento giusto e alla dose corretta, tranne che i limiti sono più alti, perché gli ormoni sono molto più potenti di qualsiasi medicina.

Ognuno degli elementi della Zona agisce a un diverso livello. Questa strategia alimentare mantiene in equilibrio gli ormoni che controllano la glicemia e, di conseguenza, l'infiammazione cellulare. Per questo motivo è sempre la base da seguire per avere risultati positivi a lungo termine.

Gli acidi grassi omega 3 agiscono «raffinando» il controllo delle risposte infiammatorie, oltre che producendo potenti ormoni antinfiammatori.

I polifenoli, infine, non solo permettono di bloccare l'interruttore genetico principale dell'infiammazione cellulare, ma rallentano anche il processo di invecchiamento attivando l'«enzima della vita».

Ognuno di questi interventi alimentari è importante, e tutti insieme forniscono un potente approccio, da mantenere per tutta la vita, per dimagrire, rallentare l'invecchiamento e vivere più a lungo.

Nella Parte seconda «La Zona funziona con gusto» scoprirete come raggiungere tutti questi obiettivi con ricette e menu facili, appetitosi e invitanti. D'ora in poi saranno loro i vostri nuovi «farmaci». Capisco la vostra curiosità: saltate qualche pagina e andate a sbirciare le ricette, ma vi raccomando di tornare indietro per leggere, nel prossimo capitolo, come funzionano.

La Zona: equilibrio nel piatto, equilibrio negli ormoni

Più che una dieta, la Zona è un piano d'azione: si tratta di programmare come rendere equilibrato qualsiasi piatto di qualsiasi pasto o spuntino per tutta la vita. Ecco perché è universale e si può seguire in ogni parte del mondo, anche se gli ingredienti usati nei vari Paesi sono a volte molto diversi. Senza entrare in particolari squisitamente scientifici (li potete trovare nelle Appendici), lo scopo è mantenere un equilibrio fra proteine e carico glicemico dei carboidrati di ogni piatto a ogni pasto.

Se non introduciamo nel nostro organismo livelli adeguati di proteine, i tessuti danneggiati, specialmente i muscoli, non si potranno rigenerare. Uno dei maggiori problemi dell'invecchiamento è la perdita di massa muscolare, che rende deboli e riduce in modo consistente la qualità della vita. Un giusto apporto di proteine a ogni pasto, inoltre, permette di tenere a bada la fame.

Dal punto di vista biochimico si tratta di un fenomeno complesso. È necessaria una certa quantità di proteine per stimolare, sia nel sangue sia nell'intestino, la produzione di ormoni in grado di inviare al cervello i giusti segnali che ci danno il senso di sazietà e che ci fanno smettere di mangiare.

Tuttavia, bisogna che la quantità di proteine sia bilanciata dalla quota di carboidrati necessari a una funzionalità cerebrale ottimale. Il tessuto cerebrale, infatti, per essere efficiente utilizza di preferenza queste sostanze. Se in un pasto assumete troppi carboidrati, aumenta l'ormone insulina, che fa ingrassare e rimanere grassi, oltre che accelerare il processo di invecchiamento. D'altra parte, se ne mangiate troppo pochi a ogni pasto, il cervello non funziona perfettamente. È quindi necessario che in ogni pasto ci sia una parte di carboidrati.

Ma non è tutto: bisogna anche, a ogni pasto, controllare quanti carboidrati passano nel sangue. Non è difficile, se si conosce il concetto di carico glicemico, che misura la quantità di carboidrati che vengono assunti (è un parametro che tiene conto della densità degli zuccheri contenuti in un alimento e serve a misurarne l'impatto glicemico). Se è troppo alto, si produce un eccesso di insulina, con conseguente aumento di peso corporeo e accelerazione del processo di invecchiamento. Se è troppo basso per un lungo periodo, si comincia a produrre l'ormone cortisolo. Ciò avviene se il cervello ha bisogno di più carboidrati di quanti ne assumete, e per procurarseli fa trasformare dal cortisolo i muscoli in carboidrati. L'aumento di cortisolo non solo fa ingrassare, ma deprime anche il sistema immunitario e, come l'insulina, accelera anch'esso il processo di invecchiamento.

La Zona consiste proprio nel restare all'interno dell'intervallo benefico tra questi due estremi.

Vi sembra complicato? Eppure, per preparare piatti equilibrati e rimanere in Zona tutta la vita sono necessarie solo tre cose:

- gli occhi
- una mano
- un orologio

Le regole per mantenere gli ormoni nella Zona sono decisamente semplici. A ogni pasto (compresa la colazione) dividete il piatto in tre parti uguali. Ecco perché avete bisogno degli occhi.

Ora, in un terzo del piatto mettete delle proteine magre (pesce, pollo o tacchino, albume, soia) in quantità non più ampia o più spessa del palmo della vostra mano. Ecco perché avete bisogno della mano. Per una donna italiana media ciò corrisponde a circa 90 g di pollo o 120 g di pesce, per un uomo medio a circa 120 g di pollo o 160 g di pesce (ricordate sempre che la maggior parte delle fonti proteiche a basso tenore di grassi contiene il 75 per cento circa di acqua, quindi la quantità reale di proteine consumate è circa 20 g per le donne e 30 g per gli uomini).

Riempite i rimanenti due terzi del piatto di carboidrati colorati: soprattutto verdure e un po' di frutta.

Questi alimenti hanno un carico glicemico molto inferiore a quello di cereali e amidi.

Ne potete e dovete mangiare in abbondanza per mantenere il livello di glucosio nel sangue adeguato al fabbisogno del cervello. Il motivo per cui questi carboidrati hanno colori vivaci risiede nel fatto che contengono polifenoli antinfiammatori e antietà.

I carboidrati di colore bianco (pane, pasta, riso, patate) hanno un alto carico glicemico e non contengono polifenoli. Più carboidrati di questo genere mettete nel piatto, più siete soggetti a infiammazione cellulare e più rapidamente invecchierete.

Per finire, aggiungete un filo (cioè, poco) di olio extravergine d'oliva, anch'esso ricco di polifenoli. Questa è la dieta Zona. Ogni pasto in Zona che consumate equivale a una medicina saporita ma potente per perdere peso e rallentare l'invecchiamento. Ripeto: non è una dieta restrittiva, potete averne conferma leggendo le ricette.

La Zona potrebbe sembrare simile alla dieta mediterranea, e lo è, eccetto che per una differenza di rilievo: per abbassare il carico glicemico del pasto, si riduce notevolmente la quantità di carboidrati bianchi (l'ideale sarebbe evitarli del tutto) e li si sostituisce con i carboidrati colorati.

Sembra un cambiamento semplice, eppure ha conseguenze decisive sugli ormoni che controllano la perdita di peso e il rallentamento dell'invecchiamento. La dieta Zona può essere considerata un'evoluzione di quella mediterranea. Se il vostro scopo è dimagrire, vivere sani e più a lungo, un migliore equilibrio degli ingredienti della tradizione culinaria italiana (il pane e la pasta non hanno niente di naturale, essendo entrambi cibi che hanno subito una lavorazione industriale) trasforma una buona dieta (quella mediterranea) in una dieta superiore (la Zona).

Ma come si fa a sapere se la Zona funziona veramente?

È per questo che avete bisogno dell'orologio. Se il piatto è ben bilanciato, per cinque ore dopo aver consumato un pasto in Zona dovreste non avere fame e sentirvi mentalmente molto attivi.

Ciò dipende dall'aver stabilizzato il livello di zuccheri nel sangue (controllando il carico glicemico durante il pasto) e dall'aver aumentato la produzione di potenti ormoni della sazietà da parte dell'intestino (assumendo la giusta quantità di proteine), che vanno direttamente al cervello per dargli l'informazione di «smettere di mangiare».

In questo modo mantenete gli ormoni in equilibrio.

In realtà è abbastanza semplice, se vi piacciono le proteine magre (come il pesce, e specialmente quello ricco di acidi grassi omega 3) e le verdure non amidacee. L'unico segreto è bilanciarli nel miglior modo possibile ogni volta che vi sedete a tavola, per tutta la vita. Questo perché persino il più equilibrato pasto in Zona mantiene il giusto livello ormonale per cinque ore. Quindi, entro quel lasso di tempo dovete consumare un altro pasto in Zona per mantenere l'equilibrio raggiunto.

La dieta Zona è una strategia di vita: la stessa parola «dieta» deriva dal greco e significa «modo di vita».

La dieta Zona è uno stile di vita che aiuta a mantenere gli ormoni in una «zona» in cui è possibile controllare, quotidianamente e per tutta la vita, l'infiammazione cellulare.

Acidi grassi omega 3: i controllori dell'infiammazione

Come abbiamo spiegato, benché la base fondamentale per controllare l'infiammazione cellulare sia la dieta Zona, ci sono sostanze antinfiammatorie che la possono integrare, utili a ridurre ulteriormente il livello di infiammazione.

Fra gli integratori più importanti vi sono gli acidi grassi omega 3, presenti nel pesce e nell'olio di pesce. Gli ormoni derivati dagli acidi grassi omega 3 sono antinfiammatori, mentre quelli derivati dagli acidi grassi omega 6 sono proinfiammatori. È necessario che queste due sostanze si trovino in equilibrio ma, dato che gli omega 6 sono la fonte di calorie meno costosa del mondo, attualmente si trovano dappertutto, mentre quarant'anni fa erano poco presenti.

Seguendo la dieta Zona si riduce automaticamente il livello di acidi grassi omega 6. Tuttavia, spesso vi sono imprevisti che richiedono un maggiore apporto di omega 3 per diluire la sovrabbondanza di omega 6.

Due generazioni fa era facile: bastava mangiare tanto pesce. Erano proteine magre, poco costose, alla portata di tutti. La realtà odierna è un po' diversa: il pesce è caro e inoltre è spesso contaminato da inquinanti come mercurio, PCB (policlorobifenili), ritardanti di fiamma eccetera, che l'uomo ha riversato negli oceani da due generazioni a questa parte. Oggi la gente mangia meno pesce e più acidi grassi omega 6.

Un'alternativa è stata quella di estrarre gli acidi grassi omega 3 dal pesce. L'unico problema è che tutte le sostanze tossiche che si trovano nel pesce sono liposolubili e quindi l'olio che viene estratto può essere a sua volta contaminato. Come fare, allora, a consumare abbastanza omega 3 evitando le sostanze tossiche?

Si è giunti a una soluzione circa quindici anni fa, allorché fu sviluppata una nuova e sofisticata tecnica di raffinazione che non solo elimina la maggior parte delle tossine, ma concentra anche gli acidi grassi omega 3 in modo da renderli utili integratori per ridurre l'infiammazione cellulare.

Dal punto di vista del consumatore, comunque, è sempre necessario prestare molta attenzione quando acquista questi integratori.

Cosa bisogna cercare in un olio di pesce? Le prime caratteristiche da considerare sono il sapore e il colore. In Italia vi sono molti assaggiatori di vini, ma pochissimi di olio di pesce (io sono uno di loro), eppure il modo di assaggiare un buon vino è esattamente uguale a quello di un buon olio di pesce: sono importanti il sapore e il colore. Si può sempre distinguere un vino cattivo dal sapore, perché le papille gustative sono evolute al punto da essere molto sensibili a eventuali sostanze tossiche e riescono a percepire note stonate come nessuna macchina saprebbe fare.

Per assaggiare un olio di pesce bisogna prima di tutto aprirne una capsula e metterlo in bocca. Se il sapore è disgustoso (e succede in gran parte dei casi), di solito è segno che l'olio è molto contaminato. Un altro semplice test è quello del colore. Proprio come il vino, che non deve essere torbido, anche l'olio di pesce deve conservare la trasparenza. Se la capsula non è limpida o è ricoperta da una patina opaca, probabilmente l'olio che contiene è contaminato.

I policlorobifenili (PCB) sono sostanze che venivano usate nel Ventesimo secolo come fluidi dielettrici per trasformatori. La loro produzione fu abolita nel 1977 a causa della loro tossicità, ma troppo tardi per impedire che milioni di chili di PCB fossero scaricati negli oceani. Dato che sono praticamente indistruttibili, si accumulano nella catena alimentare marina. Se assumete olio di pesce contaminato ingerite anche PCB. Per misurarne la quantità è necessaria un'apparecchiatura analitica dai costi inaccessibili. Quindi, a meno che teniate in cucina una macchina da mezzo milione di euro, come si fa a sapere quanto ne contiene?

Le industrie che producono olio di pesce sicuramente non lo dichiareranno mai. Quando scrissi il libro *La Zona Omega 3Rx*, che più di dieci anni fa diede inizio alla rivoluzione dell'olio di pesce negli Stati Uniti, misi in guardia i consumatori. Adesso la situazione è peggiorata e un numero sempre maggiore di persone che assume olio di pesce crede che sia puro.

Ecco i cinque falsi miti che dovete conoscere.

Falso mito n. 1. Il nostro olio di pesce è pulito

Di recente lo stato della California ha iniziato a richiedere un'etichettatura particolare dei prodotti alimentari (compresi gli oli di pesce) contenenti più di 90 ng di PCB in una dose giornaliera consigliata.

Se questa norma venisse rispettata, molti noti oli di pesce verrebbero banditi dalla California, poiché il contenuto in PCB di una singola capsula supera il valore stabilito.

Nel 2011 alcuni produttori di olio di pesce sono stati citati in giudizio perché non hanno rivelato il valore reale di PCB. Avevano infatti dichiarato meno del 4 per cento dei 209 isomeri di PCB, così da soddisfare i nuovi standard richiesti. Naturalmente hanno perso la causa, e ora tutti i prodotti a base di olio di pesce devono riportarne i livelli reali. La maggior parte degli oli di pesce in commercio contiene più di 90 ppb di PCB totali, di conseguenza in California una tipica capsula da un grammo sarebbe considerata inadatta al consumo. Vi assicuro che anche alcuni dei prodotti venduti in Italia non sono esenti dal problema.

Prima di acquistare capsule di olio di pesce, chiedete al rivenditore i dati tecnici completi sui valori di tutti gli isomeri di PCB misurati dall'azienda produttrice. Se non lo sanno, fate attenzione: quando i PCB entrano nell'organismo, è raro che lo abbandonino.

Falso mito n. 2. Il nostro olio di pesce è naturale

Per separare i grassi contenuti nel pesce, ricchi in acidi grassi omega 3, basta riscaldare un olio di pesce naturale, poi raffinarlo in modo da concentrare gli omega 3.

Alcuni oli di pesce, come l'«olio di krill», non sono realmente tali. Si ottengono da piccoli gamberi pescati e dissolti prima in benzina (cioè esano), poi trattati con solvente per smalto da unghie (cioè acetone). Speriamo che abbiano tolto tutta la benzina e l'acetone prima di riempire le capsule...

Per eliminare i PCB bisogna prima di tutto esterificare l'olio di pesce, procedimento che richiede etanolo, anche se, a differenza della benzina o del solvente per smalto, tracce di questo non sono pericolose (altrimenti bisognerebbe proibire di bere il vino). A partire dagli esteri etilici, si può poi distillare la maggior parte dei PCB restanti, rendendo il prodotto più sicuro per il consumo (*vedi* Falso mito n. 1). Gran parte degli studi clinici sull'uomo con gli acidi grassi omega 3 è stata eseguita con oli di pesce consistenti in esteri etilici concentrati e distillati a basso contenuto di PCB.

Falso mito n. 3. Il nostro olio di pesce è fresco

La freschezza di un olio edibile è determinata dal suo valore di ossidazione totale (Totox). L'Organizzazione Mondiale della Sanità (OMS) ne ha stabilito il limite superiore (26 meq/kg). Al di sotto di questo valore l'olio può considerarsi rancido. Molti oli di pesce poco raffinati hanno seri problemi di odore, perciò i produttori spesso vi aggiungono aromi e li vendono come prodotti «freschi».

In realtà, l'aggiunta di certe sostanze per nascondere l'odore fa spesso salire i valori di ossidazione totale dell'olio finito, rendendolo inadatto al consumo umano secondo gli standard dell'OMS.

Nell'articolo sui prodotti a base di olio di pesce pubblicato nel numero di gennaio del 2012 dalla rivista *Consumer Report* si afferma, prove alla mano, che le principali marche americane superano i limiti di ossidazione totale e che i loro prodotti andrebbero considerati avariati. Nonostante ciò il marketing di tali prodotti continua a declamarne la freschezza.

Falso mito n. 4. Il nostro olio di pesce è convalidato da esperti esterni all'azienda

Molte aziende di certificazione di qualità continuano semplicemente a mantenere in vita l'illusione che, riportando solo 7 PCB su 209, il prodotto sia puro. Inoltre, molte aziende certificatrici non hanno mai analizzato il prodotto dopo il confezionamento per garantire il rispetto degli standard dei livelli di ossidazione totale.

Falso mito n. 5. Non avete bisogno di consumare una grande quantità del nostro olio di pesce per ottenere benefici antinfiammatori

La tipica dieta americana (e ora anche quella italiana) è talmente povera di acidi grassi omega 3 e ricca di omega 6, che è necessaria una grande quantità di olio di pesce concentrato e distillato per riequilibrare la situazione, a meno che si riduca l'apporto di omega 6. Dato che questi ultimi sono la forma di calorie meno costosa, rimangono i più usati nella dieta americana e il loro consumo sta crescendo anche in Italia.

Il tasso nel sangue di acido arachidonico (AA), un acido grasso omega 6, è il principale indicatore del livello di risposte infiammatorie nel corpo. Il tasso di acido eicosapentaeonico (EPA), un acido grasso omega 3, è invece l'indicatore principale del livello di risposte antinfiammatorie nel corpo. Per ottenere una salute ottimale è necessario che i due acidi grassi siano in equilibrio fra loro.

L'ideale sarebbe assumere acidi grassi omega 3 in quantità sufficiente a mantenere nel sangue un rapporto AA/EPA inferiore a 3. Tanto per fare un confronto, nella popolazione giapponese esso è 1,5: i giapponesi sono i più longevi del mondo e hanno la minor percentuale di disabilità quando invecchiano (cioè invecchiano meglio). Sostanzialmente, minore è il rapporto AA/EPA, migliore è lo stato di salute.

Un recente studio sulla popolazione italiana ha dimostrato che gli anziani hanno ancora un rapporto

AA/EPA relativamente basso (circa 10), mentre quello dei più giovani è simile a quello degli americani (circa 20). Come ho già avuto modo di dire: «Tutto quello che vedete in America, approderà presto anche da voi». Quando incontrate turisti americani obesi, malati e invecchiati anzitempo, pensate che sarà anche la sorte dei vostri figli. È semplicemente una conseguenza dell'aumento di infiammazione cellulare che si può misurare con il rapporto AA/EPA nel sangue.

Quanto olio di pesce concentrato e distillato ricco di omega 3 bisogna consumare, allora, per tenere sotto controllo l'infiammazione cellulare? Dipende da quanto rigorosamente seguite la dieta Zona. Più controllate l'infiammazione cellulare riducendo l'apporto di omega 6 e di carboidrati bianchi (pane, pasta, riso, patate), meno olio di pesce concentrato e distillato vi serve. D'altra parte, più carboidrati bianchi e più acidi grassi omega 6 (oli vegetali spesso importati dall'America) consumate, più olio di pesce concentrato e distillato vi occorre.

In base a studi pubblicati su riviste scientifiche, l'italiano medio ha bisogno di circa 2,5 g di acidi grassi omega 3 al giorno, corrispondenti quotidianamente a:

- 3 kg di aragosta
- 1 kg di tonno
- 400 g di salmone o acciughe
- 4 capsule di acidi grassi omega 3 ultrapurificati.

Per quanto possa piacere il pesce, prendere delle capsule di olio di pesce concentrato e distillato è la soluzione più semplice per mantenere costantemente sotto controllo l'infiammazione cellulare, ma solo se l'olio è concentrato e distillato. Trovarlo a un tale grado di purezza è spesso difficile, in Italia come in America.

Polifenoli: i colori della Zona

In Italia si sente sempre parlare bene del vino rosso mentre nessuno dice nulla dei benefici sulla salute, per esempio, della vodka, poiché in effetti non ve ne sono.

Ciò che rende così salutare il vino rosso sono i polifenoli in esso contenuti. Come ho già detto, queste sostanze chimiche danno colore a frutta e verdura. Le loro spiccate proprietà antinfiammatorie sono note solo da poco tempo: se in ordine di importanza come integratori antinfiammatori gli acidi grassi omega 3 rappresentano il secondo elemento del piano d'azione Zona, i polifenoli sono il terzo. E solo i recenti progressi della scienza ci hanno fatto comprendere la loro importanza nel processo di invecchiamento.

I polifenoli sono contenuti in numerosi cibi molto apprezzati come elementi di una dieta salutare. Si trovano, nell'ordine di quantità di carboidrati, in ortaggi, frutta e cereali integrali. La verdura ha il carico glicemico più basso, seguita dalla frutta e poi dai cereali integrali che hanno comunque un carico glicemico molto alto, pari quasi a quello dei carboidrati bianchi.

Perché allora si lodano tanto le proprietà dei cereali integrali? Soltanto perché i polifenoli dei cereali integrali hanno proprietà insulino-stimolanti parzialmente inferiori a quelle degli altri cereali ad alto carico glicemico. Quindi, se volete ottenere il massimo dai polifenoli, fate in modo di utilizzare carboidrati provenienti da vegetali colorati non amidacei, e da quantità limitate di frutta come dessert.

Questi cibi non sono, però, l'unica fonte di polifenoli. Ne sono ricchi anche il caffè (la principale fonte di polifenoli per gli americani), il tè (specialmente il tè verde) e il cioccolato che piace a tutti, è ovvio, ma i cui polifenoli sono amarissimi (assaggiate il cioccolato fondente al 99 per cento).

Per migliorare il gusto, i produttori vi aggiungono sempre più zucchero. Finché se ne aggiunge il 30 per cento, si può ancora parlare di cioccolato fondente, ma con il 50 per cento diventa una barretta dolce al cioccolato, che ha perso i benefici dei polifenoli e acquistato le proprietà insulino-stimolanti dello zucchero. Anche i polifenoli del vino, specialmente quello rosso, hanno un sapore amaro. Provate a lasciar evaporare un bicchiere di vino rosso e assaggiate ciò che rimane sul fondo: è piuttosto amaro. L'alcol non solo estrae molto bene i polifenoli dall'uva, ma anestetizza i recettori del gusto sulla lingua (che sono sensibilissimi), cosicché non si riesce a percepire perfettamente il sapore amaro.

Gli alimenti più ricchi di polifenoli, tuttavia, sono le spezie, che hanno la prerogativa di conservare i cibi riducendone l'ossidazione. È anche grazie a esse che è stata scoperta l'America, cercando una via più breve per trasportarle dal lontano Oriente in Europa.

È chiaro che i polifenoli devono avere un ruolo importante nelle piante, altrimenti esse non impiegherebbero tante preziose energie per sintetizzarli. I polifenoli agiscono infatti da potenti agenti antimicrobici e sono il mezzo con cui le piante si difendono da virus e batteri. Perché questa loro abilità è importante per gli esseri umani? Nel nostro apparato digerente abbiamo più di 2 kg di batteri e sono proprio i polifenoli assunti con il cibo che li tengono sotto controllo. Se non facessero parte della nostra dieta, l'organismo ne diventerebbe un facile bersaglio, e sarebbe più soggetto a malattie croniche e a un rapido invecchiamento.

Una delle ragioni per cui attualmente è difficile consumare sufficienti polifenoli è la diffusione di ortaggi geneticamente modificati. Non mi riferisco agli OGM di ultima generazione, ma all'ingegneria genetica di vecchio stampo che, dopo migliaia di anni di incroci, è riuscita a selezionare frutta e verdure più saporite.

Per esempio, le more selvatiche sono piccole e un po' asprigne, mentre quelle coltivate, che si trovano nei supermercati, sono grandi e dolci. La diversità è dovuta a una serie di incroci genetici che hanno permesso di sostituire la maggior parte dei polifenoli con zuccheri. Ciò che soddisfa le papille gustative è negativo per la salute. Un altro modo di ridurre il livello di polifenoli nelle piante è l'utilizzo di erbicidi e pesticidi: meno le piante devono sforzarsi per combattere i microbi, più la loro energia è convogliata a produrre zuccheri invece di polifenoli.

Questi ultimi sono così essenziali per la salute perché riescono a proteggere il nostro «secondo cervello» dagli attacchi microbici. Nel nostro corpo vi sono infatti due cervelli: quello contenuto nel cranio, ritenuto il più «nobile», e quello dell'apparato digerente. A differenza del primo, il secondo cervello è viscido e ripugnante. Eppure i due comunicano fra loro costantemente e la quantità e i tipi di batteri dell'intestino hanno un ruolo importante in questa comunicazione. È un dato di fatto che abbiamo dieci volte più batteri intestinali che cellule. La funzione dei polifenoli del cibo è tenere a bada i batteri turbolenti e mantenere sani quelli «buoni».

Cosa c'entra tutto questo con l'aumento di peso? Uno dei piccoli segreti – anzi, non tanto piccoli – degli allevatori di bestiame americani per fare ingrassare suini e bovini è somministrare loro degli antibiotici per distruggere i batteri intestinali «buoni». Ciò vale soprattutto quando li si nutre prevalentemente con mais, che contiene acidi grassi omega 6, e carboidrati ad alto carico glicemico, che aumentano l'infiammazione cellulare. Se la diminuzione di batteri «buoni» rende più grassi i suini e i bovini a causa dell'infiammazione cellulare, si capisce perché la stessa cosa avviene negli esseri umani. Solo una parte piccolissima di polifenoli presenti nel cibo va in circolo nell'organismo, perché la maggior parte rimane nell'intestino per controllare l'equilibrio fra batteri buoni e cattivi. Ci si rende conto così di quanto sia importante questo equilibrio nell'infiammazione cellulare.

I polifenoli sono potenti antiossidanti: motivo per cui sono stati usati da secoli per conservare gli alimenti. Ora sappiamo che sono anche potenti agenti antinfiammatori, in grado di staccare l'interruttore principale dell'infiammazione cellulare indotta da frammenti microbici che lo attivano. Liberano così i «guerrieri» dell'infiammazione, che si preparano a fronteggiare l'invasione dei batteri.

Finché la dieta è ricca di alimenti contenenti polifenoli si possono tenere sotto controllo tutti i centomila miliardi di batteri che vivono nell'intestino. Quando, però, il livello di polifenoli si abbassa, viene a mancare uno degli ingredienti alimentari principali per gestire l'infiammazione cellulare.

Per averne a sufficienza bisogna mangiare tanta frutta e verdura. Una giusta quantità iniziale è circa 1 kg di verdura al giorno. Come si fa? Non è facile, da un giorno all'altro, ottenere la perfetta salute dell'apparato digerente, eppure, così come si riesce a consumare una quantità adeguata di acidi grassi omega 3, si possono anche concentrare i polifenoli e assumerne quanto è necessario per rallentare il processo di invecchiamento.

Il primo passo è trovare una fonte di frutta o verdura

ricca di polifenoli. Di solito la frutta ne è più ricca, ma contiene anche più zuccheri. Con il tempo, imparerete ad aggirare il problema.

Anche in questo caso si sono studiati dei processi di estrazione dei polifenoli per creare degli integratori. Qualunque sia la fonte, la prima cosa da fare per concentrarli è eliminare l'acqua, e questo non è così semplice poiché i polifenoli sono molto sensibili al calore. Bisogna quindi ricorrere alla disidratazione, cioè alla separazione del contenuto non polifenolico mediante un'estrazione alcolica del materiale disidratato. In pratica è come fare il vino. I polifenoli sono molto più solubili in alcol degli zuccheri; in questo modo si riduce il contenuto zuccherino dei polifenoli grezzi. Una volta ottenuto l'estratto alcolico, bisogna eliminare sia l'alcol sia il materiale non polifenolico mediante enormi colonne cromatografiche. Alla fine del procedimento si dovrebbe ottenere una sottile polvere di polifenoli altamente arricchiti. La loro purificazione è un processo lungo e costoso, ma il prodotto finale, partendo dalla fonte biologica giusta, è molto vicino all'oro biologico, specialmente dal punto di vista dei benefici per la salute, oltre che da quello del costo. D'altra parte, la salute non ha prezzo…

Polifenoli e invecchiamento

Ho già parlato del ruolo dei polifenoli nel ridurre l'infiammazione cellulare. La loro proprietà più importante, tuttavia, potrebbe essere la capacità di ridurre la velocità di invecchiamento. Chi non vorrebbe vivere più a lungo? Che sia possibile farlo, si trova già negli scritti di Luigi Cornaro, un nobile veneziano vissuto nel Quindicesimo e Sedicesimo secolo. Ho narrato la sua storia nel mio libro *La Zona antietà*.

Cornaro, trovandosi, all'età di trentacinque anni, prossimo alla morte, decise di seguire una rigida dieta povera di calorie, consistente in circa 400 g al giorno di cibi solidi (un tuorlo d'uovo, un po' di zuppa di verdura, piccole porzioni di frutta e verdura locale e una quantità minima di pane integrale) e qualcosa di più di vino rosso (circa tre bicchieri) al giorno. A ottantatré anni scrisse il primo libro antietà (*Metodo sicuro e verificato per ottenere una vita lunga e sana*) e il suo terzo libro a novantacinque.

Morì a novantanove anni, ancora mentalmente vivace e fisicamente attivo.

Quasi quattrocento anni dopo i principi alimentari di Luigi Cornaro furono riscoperti da Clive McCay il quale, nel 1935, dimostrò che la restrizione calorica poteva prolungare notevolmente la durata della vita dei ratti. I benefici di questo tipo di dieta sono stati riprodotti in moltissime altre specie animali. Il concetto è simile a quello di Luigi Cornaro e la sua dieta a base di 400 g di cibo quotidiano potrebbe corrispondere a circa 800-1.000 calorie al giorno. Una vera dieta ipocalorica, ma al limite della sopravvivenza. Per Cornaro fu l'ancora di salvezza fino a novantanove anni, e probabilmente fu decisivo anche l'apporto del vino rosso.

In tutte le cellule del corpo è presente un enzima chiamato AMP chinasi, che può essere considerato l'«enzima della vita», poiché percepisce il livello di energia chimica della cellula e ne regola il metabolismo in modo da avere la massima produzione di energia. Così come esiste un interruttore principale dell'infiammazione in ognuno dei diecimila milioni di cellule del corpo, ne esiste uno del metabolismo.

Cos'è esattamente il metabolismo? Si tratta di un processo molto complesso che trasforma le calorie assunte con il cibo nell'energia chimica necessaria a sopravvivere e a muoversi. Più è efficiente, meno calorie provenienti dall'alimentazione sono necessarie. Come ho spiegato nel libro *La Zona antietà*, è il metabolismo che rallenta il processo di invecchiamento.

Uno dei modi per accendere l'interruttore dell'enzima della vita è limitare l'apporto calorico. Una volta attivato, l'AMP chinasi, nonostante la limitazione di apporto calorico, riesce a riciclare bene l'energia chimica per fornire un adeguato apporto di energia.

Un altro sistema per attivare questo enzima è consumare grandi quantità di polifenoli (come bere tre bicchieri di vino rosso al giorno). Luigi Cornaro usava contemporaneamente entrambi i metodi. Pensate che meno polifenoli assumete (cioè più carboidrati bianchi mangiate), più rapidamente invecchiate.

Il programma Zona è in grado di modificare i due processi che hanno il controllo dell'invecchiamento. Per prima cosa, è una dieta ipocalorica che non fa venire fame, poiché rimangono stabili i livelli degli ormoni della sazietà (come il PYY e il glucagone) grazie a un adeguato apporto di proteine a ogni pasto; nel contempo, abbassando il carico glicemico, si riducono i livelli degli ormoni della fame (come l'insulina). L'infiammazione cellulare viene ulteriormente ridotta assumendo meno acidi grassi omega 6 e acidi grassi saturi.

Per avere buoni risultati, dovete seguire la dieta Zona, ricca di carboidrati colorati bilanciati da proteine magre e in modo particolare povere di omega 6 e grassi saturi.

Tuttavia, sono solamente i polifenoli che si trovano nei carboidrati colorati (a meno che vogliate limitare l'apporto di calorie ai livelli di Luigi Cornaro) ad attivare l'enzima della vita, che è la seconda molecola per importanza a rallentare l'invecchiamento. Basta combinare i due approcci per ritardare notevolmente la velocità di declino dovuto all'età. D'altra parte, se consumate molti carboidrati bianchi e acidi grassi omega 6, per quanto vino rosso beviate, il processo di invecchiamento subirà un'accelerazione.

I polifenoli sono un potente farmaco antietà, ma funzionano solo se seguite anche la dieta Zona, specialmente se sostenuta dall'assunzione di acidi grassi omega 3. Questa è la base della Zona.

Ricordate che tale strategia alimentare agisce come un potente farmaco antietà ma, come tutti i farmaci, va presa con il giusto dosaggio, al momento giusto e, soprattutto, con i giusti livelli di polifenoli di ottima qualità. Nel prossimo capitolo sono indicate esattamente le fonti e i livelli di polifenoli purificati della migliore qualità.

Quali sono i polifenoli migliori?

SI conoscono più di quattromila molecole di polifenoli, ma naturalmente non hanno tutte le stesse proprietà antietà. Secondo me, è tuttavia possibile che ci siano polifenoli antietà di migliore qualità in assoluto.

Come ho fatto notare nel capitolo precedente, per rallentare il processo di invecchiamento è fondamentale aumentare l'attività dell'«enzima della vita».

A questo riguardo si può considerare eccezionale un particolare gruppo di polifenoli: le delfinidine. È probabile che non ne abbiate mai sentito parlare, ma le avete quasi sicuramente consumate. Si trovano nei vini rossi (quelli amati da Luigi Cornaro), nei mirtilli ma, soprattutto, nelle bacche di maqui, che crescono in due luoghi al mondo. Uno è il piccolo arcipelago di Juan Fernandez (in particolare nell'isola di Robinson Crusoe), a circa 400 miglia dalla costa meridionale del Cile, l'altro è nella zona montuosa della Patagonia. In entrambi i luoghi la combinazione di temperature fredde, esposizione all'ozono (nelle regioni antartiche lo strato di ozono è molto sottile) e venti che spazzano l'Oceano Pacifico crea un ambiente ostile a cui il maqui, per proteggersi dalle condizioni ambientali estreme, risponde con una sovrapproduzione di delfinidine.

Esse hanno una struttura peculiare e differente da quella di altri polifenoli. Ne risulta che sono più idrosolubili e hanno un sapore meno amaro degli estratti altamente purificati: queste due proprietà sembrano aumentare la capacità di attivare l'enzima della vita. Come detto nel capitolo precedente, questo enzima si comporta anche da interruttore del controllo metabolico in ogni cellula, e in particolare aumenta la produzione di energia chimica fornita dalle calorie alimentari. Se questa produzione cresce, sono necessarie molte meno calorie e, se si assumono meno calorie con il cibo, si rallenta il processo di invecchiamento. Se poi usate la dieta Zona come piano d'azione per equilibrare le calorie introdotte in quantità inferiore, il processo di invecchiamento sarà ancora più rallentato.

Storicamente, gli indigeni del Cile meridionale (i Mapuche) nell'America del Sud furono gli ultimi a essere conquistati dagli europei, soltanto nel Diciannovesimo secolo.

Si riteneva che la robustezza fisica dei guerrieri Mapuche fosse eccezionale, tale da opporre una continua resistenza agli europei i quali possedevano armi tecnologicamente superiori.

Forse, e non ci sorprenderebbe, le bacche di maqui facevano parte integrante della loro dieta.

Dopo la conquista dei Mapuche, in Cile si perse la conoscenza di queste bacche. Solo qualche anno fa il governo cileno, in cerca di nuovi prodotti locali da valorizzare per l'esportazione, se ne è riappropriato e ha investito molto sulla ricerca. Alcuni studi hanno dimostrato che alti livelli di delfinidine stimolano notevolmente l'enzima della vita e questo spiegherebbe la forte tempra dei guerrieri Mapuche. Inoltre, a concentrazioni abbastanza alte, le delfinidine potrebbero essere in grado di far perdere peso in modo significativo.

Infatti, se si producono livelli adeguati di energia chimica, il corpo consuma meno calorie senza affaticarsi (quello che succedeva ai Mapuche). Se si assumono meno calorie, si perde peso e si invecchia più lentamente. Le due cose insieme migliorano molto la vita.

Come per gli acidi grassi omega 3, però, bisogna consumare una quantità sufficiente di delfinidine per ottenerne benefici. Non basta bere un po' di vino rosso, sembra che ce ne vogliano circa settecento bottiglie al giorno, o in alternativa 2 kg di mirtilli, per poter riscontrare una differenza quantitativa. Poiché è impossibile, è più realistico prendere degli integratori di estratti purificati.

Viene naturale chiedersi se questi estratti, ad alte dosi, arrechino danno alla salute. Le ricerche condotte dal governo cileno hanno dimostrato che l'estratto purificato di delfinidina ottenuto dalla bacca di maqui è assolutamente sicuro e ha un valore di tossicità vicino a quello dell'acqua.

Per finire: più delfinidine consumate, più rallentate il processo di invecchiamento. È impossibile prenderne troppe. A basse dosi (circa 25-50 mg al giorno) le bacche di maqui agiscono da potenti antiossidanti (è quello che ci si aspetterebbe da una pianta che vive in una zona non protetta dallo strato di ozono e quindi soggetta a radiazioni). A concentrazioni più alte (50-100 mg al giorno) iniziano ad avere un'azione antinfiammatoria significativa (oltre che bloccare l'interruttore principale dell'infiammazione cellulare) e a dosi ancor più alte (250-500 mg al giorno) attivano l'enzima della vita, promuovendo quindi il dimagrimento e il rallentamento del processo di invecchiamento.

Non è poco per un minuscolo mirtillo del Cile.

Il programma completo

È ARRIVATO il momento di mettere in pratica il programma Zona. Per perdere peso e rallentare l'invecchiamento è fondamentale iniziare con la dieta Zona. Più rigorosamente la seguite, più il vostro percorso ha probabilità di successo. È come costruire una casa: pensate che sia meglio appoggiare le fondamenta sulla sabbia o sul cemento? Quale casa resisterà di più? Mantenere un peso sano e rallentare il processo di invecchiamento richiedono un impegno che dura tutta la vita. Proprio per questo è necessario che le fondamenta siano solide, e la dieta Zona fornisce le fondamenta ormonali per raggiungere il vostro scopo.

È comunque indispensabile una certa disciplina. Ciò significa, innanzitutto, togliere dal piatto la maggior parte dei carboidrati bianchi e sostituirli con abbondanti carboidrati colorati (verdure non contenenti amido). In Italia è facilissimo. Poi bisogna eliminare il più possibile gli acidi grassi omega 6 e quelli saturi, sostituendoli con acidi grassi omega 3 e monoinsaturi. Basta usare olio extravergine d'oliva come fonte principale di grassi e pesce come fonte principale di proteine.

Le ricette che trovate nella Parte seconda si basano su queste semplici scelte alimentari. Bisogna poi equilibrare il piatto a ogni pasto, in modo che le proteine magre siano bilanciate con il carico glicemico, allo scopo di mantenere gli ormoni nella Zona per le quattro-sei ore successive.

Ricordate che la Zona, più che una dieta, è un piano d'azione su come bilanciare il vostro piatto a ogni pasto. Per finire, guardando l'orologio potrete giudicare voi stessi i risultati ottenuti: un senso di sazietà e un aumento di lucidità mentale e controllo emotivo dovrebbero accompagnarvi per le cinque ore successive.

A volte può succedere che qualcosa non funzioni perfettamente ed ecco perché, per ottimizzare la dieta Zona, sono necessari anche alcuni integratori antinfiammatori, cioè gli acidi grassi omega 3 e le delfinidine. Come dice la parola stessa, essi «integrano» la dieta antinfiammatoria Zona, non ne sono un sostituto.

Il problema infatti è che per una dieta equilibrata servirebbero circa 1 kg di pesce, 1 kg di verdura fresca non amidacea al giorno o vari kg di mirtilli: è molto, anche se è possibile. A questo punto intervengono gli integratori: se non riuscite a consumare tali quantità di pesce o verdure, potete prendere in considerazione quelli a base di omega 3 e polifenoli. L'importante è essere sicuri che siano altamente purificati (e che gli acidi grassi omega 3 siano concentrati e distillati) e che siano assunti a livelli terapeutici. Gli integratori antinfiammatori di ottima qualità costano, ma d'altra parte l'unica cosa che il denaro non può comprare è la salute. Una volta che la si è persa, è molto difficile riacquistarla.

Per concludere, dato che mangiare è indispensabile, bisogna farlo in maniera intelligente. Il programma Zona indica la strada giusta dal punto di vista alimentare. In effetti, è ancora più facile di quanto pensiate: basta usare le cento ricette ideate e bilanciate da Daniela Morandi e testate dallo chef Claudio Colombo Severini.

Se volete dimagrire, rallentare l'invecchiamento e mantenervi sani, ecco la «medicina» adatta. L'importante è assumerla per tutta la vita.

Problemi e soluzioni

NELLA dieta umana degli ultimi quarant'anni sono stati fatti errori enormi. Stiamo diventando tutti più grassi e meno sani. La vita si è allungata, ma molto del tempo in più che ci è concesso trascorre in condizioni di salute non ottimali. Abbiamo fatto un eccellente lavoro nel ridurre la mortalità infantile, ma abbiamo anche allungato la vita vissuta da disabili.

Queste due tendenze hanno provocato uno sconvolgimento economico senza pari, poiché l'attuale sistema sanitario è stato colto impreparato a gestire l'impressionante aumento di persone malate, che vivono di più ma in cattiva salute. Gli Stati Uniti ne sono l'esempio più evidente: sono il Paese più ricco del mondo, eppure la principale industria è quella della salute.

Inoltre, in teoria, tra pochi anni tutte le entrate provenienti dalle tasse saranno spese in cure sanitarie, in particolare per chi ha superato i sessantacinque anni. E questa è la sorte che toccherà a tutti i Paesi del mondo. La causa fondamentale di questo incubo economico sono i livelli sempre maggiori di infiammazione cellulare provocati dalla nostra alimentazione. Abbiamo voluto cibo che costasse di meno, e lo abbiamo avuto, senza però renderci conto che il cibo a poco prezzo porta con sé un incremento di infiammazione cellulare che ci rende più grassi, più malati e, di fatto, aumenta gli anni che passiamo come anziani disabili.

Sono state necessarie nuove conquiste della biologia molecolare per capire l'importanza della dieta nel regolare il nostro futuro. Molte di esse sono spiegate più in dettaglio nelle Appendici.

Una combinazione unica di proteine, carboidrati colorati a basso carico glicemico e acidi grassi omega 3 ha consentito alla nostra specie di evolversi in Africa duecentomila anni fa e, alla fine, di conquistare la Terra.

Ma se vogliamo che la qualità della nostra vita rimanga quella geneticamente progettata per la specie umana, dobbiamo ritornare a quella combinazione di sostanze nutritive. Per gran parte di noi, ciò significa un peso giusto e una salute migliore per un periodo di tempo più lungo.

Raggiungere questi obiettivi è possibile solo se si segue un programma basato non sulle speranze ma sulla scienza, come il programma Zona. È vero, richiede qualche attenzione in più, ma ne vale la pena.

Parte seconda

La Zona funziona con gusto

Un benessere da raccontare

Qui di seguito vi sono le storie di alcune delle tantissime persone che ho seguito e seguo ancora oggi.

I cambiamenti avvenuti nella loro vita sono straordinari e hanno tutti i requisiti per diventare definitivi.

L'impegno di ognuno di loro è stato esemplare, ma sono certa che la loro costanza sia dovuta anche al fatto che non hanno fatto fatica a seguire lo schema suggeritogli e soprattutto non hanno mai patito la fame, né si sono sentiti puniti o frustrati.

Questo è il grande segreto di un percorso Zona ben costruito: è piacevole ed è sostenibile per sempre. Ed è il fattore che fa la differenza con molti altri metodi per dimagrire o semplicemente per nutrirsi in maniera sana.

La fame non si percepisce, mentre energia, buonumore e concentrazione mentale migliorano di giorno in giorno, segno che l'organismo sta andando nella direzione giusta.

La cosa fondamentale è poter adattare alle esigenze di ciascuno il protocollo da seguire: la personalizzazione è la chiave di volta per trasformare quello che è un ottimo sistema nutrizionale in uno stile di vita.

«A ognuno la sua Zona»...

La Zona si può adattare a tutte le situazioni

Giovanni è un imprenditore molto attivo che possiede aziende nel settore finanziario, del benessere e dell'edilizia. Incredibilmente, trova il tempo anche per praticare sport e riservare a se stesso spazi che gli permettono una buona gestione dello stress.

Inutile dire che non è cosa di tutti i giorni trovare persone con tali caratteristiche. Nonostante questo, però, i valori ematici di Giovanni da parecchi anni si presentavano molto alterati, e a nulla erano valsi i tentativi per riportarli nella norma, anche con approcci diversi.

Ho iniziato a seguire Giovanni proponendogli un'alimentazione e un'integrazione mirata all'abbattimento dell'infiammazione, che non era più silente ma, al contrario, lanciava al suo corpo violenti messaggi.

La vita dell'imprenditore è tutt'altro che prevedibile, e le sue giornate non seguono ritmi regolari in quanto – a causa dei numerosi impegni – tutto quanto è programmato può variare all'improvviso, catapultando Giovanni da Milano a Londra nel giro di poche ore e senza preavviso.

Ho studiato per lui un protocollo che si adattasse a questa esigenza e che si potesse rispettare con facilità malgrado gli imprevisti e il superlavoro.

Dopo pochi mesi, con sua grande sorpresa, Giovanni ha riscontrato un radicale miglioramento dei suoi parametri ematici, nonché una profonda sensazione di benessere fisico e mentale.

Oltre al beneficio dovuto all'attività antinfiammatoria della dieta messa a punto per lui, Giovanni è riuscito a diminuire notevolmente la massa grassa in eccesso che, nonostante l'attività fisica, era comunque presente; a dimostrazione che molto spesso non basta praticare sport e mangiare in modo sano per liberarsi dal grasso in eccesso.

Il punto fondamentale è costituito dal bilanciamento dei macronutrienti e dal loro rapporto calorico percentuale di ogni pasto.

Il caso di Giovanni dimostra che in realtà non esistono situazioni nelle quali non sia possibile seguire regole nutrizionali: l'importante è personalizzare il percorso rispettando i ritmi di vita dell'individuo, il quale, avvertendone fisicamente i benefici, sarà sempre più motivato a aderire ai suggerimenti alimentari senza percepirli come una forzatura o un impegno eccessivo, quanto piuttosto come una scelta per il proprio benessere.

Marcello e Gabriella: storie di un percorso di benessere

Marcello è un ingegnere che ho conosciuto durante un lavoro svolto con un gruppo di professionisti appartenenti a una nota catena di centri fitness, diffusi in tutta Italia. I partecipanti al gruppo furono selezionati in base ad alcuni requisiti con l'intento di portarli a raggiungere una migliore forma fisica, a perdere la massa grassa in eccesso e riabituarli all'esercizio fisico dopo anni di vita sedentaria.

Sin dall'inizio, quello che mi stupì di Marcello fu l'atteggiamento cauto, e forse un po' diffidente, nei confronti del protocollo nutrizionale che stavo proponendo e del percorso che stavamo cominciando.

Il progetto, che si rivelò per me uno dei più interessanti degli ultimi anni, prevedeva di seguire il gruppo per dodici settimane mediante incontri periodici. All'obiettivo della perdita di massa grassa in eccesso si univa una parte di informazione riguardante l'impatto dell'alimentazione sul nostro organismo.

Non era sicuramente semplice parlare di infiammazione, una parola che, per i partecipanti, fino a quel momento era sempre stata riservata a eventuali dolori fisici o a incidenti muscolari. Una bella sfida, che però ha dato grandi soddisfazioni a tutti. Ecco la testimonianza di Marcello alla fine del progetto.

«Ho vissuto un'esperienza incredibile, e dico 'incredibile' perché sono stato io il primo a sorprendermi dei risultati sulla mia persona e del cambiamento nella mia testa. Penso a qualche mese fa, ai miei 85 kg per 173 cm di altezza, alla zavorra che non riuscivo mai a smaltire, fino a quando ho avuto l'opportunità di entrare a far parte di 'Trattati con cura!', un programma di gruppo per sentirsi meglio partendo da un'alimentazione sana e dalla pratica sportiva. Non c'è dubbio, era quello che cercavo! Adesso, dopo 12 settimane e 12 kg in meno, sono i risultati che parlano: ho scoperto di avere anch'io gli addominali, e soprattutto ho scoperto la passione per la corsa, che mi ha spinto a fare la mia prima mezza maratona, e che spero mi porterà a correre la prima maratona a Roma il 18 marzo!»

Questa testimonianza risale a due anni fa, e vi assicuro che Marcello, nel frattempo, di strada ne ha fatta parecchia. Mi dicono che nella corsa sia diventato un vero fenomeno, distanziando colleghi che fino a poco tempo prima erano molto più forti di lui.

L'ultima volta che l'ho intravisto, ho faticato a riconoscerlo per la sua straordinaria forma fisica, ma anche per il cambiamento a livello caratteriale: l'ho trovato più spigliato, socievole e rilassato.

Credo che tutto questo sia dovuto a quella magica alchimia che si crea nel nostro organismo quando ci sentiamo al massimo, sia perché abbiamo perso l'eccesso di massa grassa che non ci faceva sentire a nostro agio, sia perché abbiamo ridotto i livelli di infiammazione.

Nello stesso gruppo ho incontrato Gabriella, una bellissima ragazza con un pesante passato di diete fallimentari alle spalle. Se l'atteggiamento di Marcello all'inizio era sembrato un po' scettico, quello di Gabriella non era da meno: d'altra parte, spesso accade che meccanismi emozionali riescano a boicottare anche il migliore degli approcci dietetici nutrizionali.

Di Gabriella, quello che ricordo ancora in maniera molto nitida è il progressivo cambiamento dello stato emozionale e dell'atteggiamento durante il percorso. Se volessi parlarne usando una metafora legata alla natura, la descriverei come una giornata grigia piena di nubi che, con il trascorrere delle ore, si apre diventando una luminosissima giornata di sole estivo.

Ecco la sua testimonianza: «Da otto anni a questa parte le avevo provate tutte, ma il mio problema era sempre lo stesso: partivo sparata piena di buoni propositi e poi, senza una ragione particolare, tutto d'un tratto mi ritrovavo a mangiare di nascosto... Durante gli incontri settimanali con i partecipanti al programma di benessere sono riuscita ad aprirmi; eravamo tutti lì con lo stesso obiettivo – abbattere i chili di troppo – e il fatto di confrontarsi ci stimolava, e non mi sentivo mai sola!

«Avevo deciso di provare il programma per rimettermi in forma allo scopo di avere un bambino... Non ci crederete, ma in 5 mesi ho perso 17 kg e a maggio diventerò mamma di un maschietto!»

La Zona per i magri

Vivendo e lavorando a Milano, considerata una delle capitali della moda mondiale, non è difficile trovarsi di fronte a persone che, pur di rimanere magre, rischiano la salute. Capita però anche di incontrare chi, favorito dalla genetica, non è costretto a digiunare per lavorare nel mondo della moda, ma dichiara comunque di non sentirsi bene da un punto di vista energetico.

Arianna è una fotomodella brasiliana, di costituzione molto magra ed estremamente attenta al tipo di vita e di alimentazione che segue. È una ragazza giovane ma molto disciplinata, che si era presentata al mio studio perché preoccupata per la sua perenne stanchezza.

Effettivamente, analizzando le sue abitudini alimentari, avevo notato una grande cura nella scelta dei cibi, moderazione nelle quantità, ma colossali errori negli abbinamenti tra i macronutrienti e intervalli troppo lunghi tra i pasti, spesso a causa degli impegni di lavoro.

Confessò anche di essere molto golosa di dolci e di non resistere alla tentazione di mangiarli: alternava periodi di rigore alimentare totale (soprattutto prima delle sfilate), a periodi di autentico abuso, spesso dopo un prolungato stress lavorativo.

Arianna si era trasferita giovanissima a Londra. Nonostante un carattere solare e indipendente, mi risultò subito chiaro che sentiva molto il distacco dalla sua famiglia e dal suo ambiente di origine. Nei momenti di solitudine e nostalgia, i dolci diventavano per lei uno strumento di compensazione, e compresi che nel suo percorso aveva bisogno anche di un supporto motivazionale.

Con Arianna ho lavorato su due fronti: da una parte le ho insegnato che non basta alimentarsi con cibi tecnicamente sani, ma che vi sono altri fattori da tenere in considerazione, quali le quantità, le proporzioni e il *timing* nei pasti. Dall'altra parte, le ho fatto capire che ciò che lei chiamava «golosità» era in realtà un meccanismo di compensazione emozionale, facendole anche notare quanto tale meccanismo fosse alimentato da un mancato bilanciamento glicemico nei suoi pasti.

Arianna ha così compreso quanto fosse nocivo passare dalla totale e rigidissima astinenza dai dolci a periodi di abuso, e in che misura ciò le causava un perenne stato di sfinimento fisico e mentale.

Nel giro di pochissimo, Arianna ha imparato a nutrirsi con tempistiche costanti, proporzionando in maniera corretta i macronutrienti e aggiungendo un po' di apporto proteico, che prima era carente. Inoltre, si è resa conto che con questo sistema evita il verificarsi di crisi per la mancanza di dolci.

Questo è un esempio classico a dimostrazione di quanto la Zona non sia un regime alimentare adatto soltanto a chi ha problemi di massa grassa in eccesso, o a chi ha problemi di salute: un regime nutrizionale bilanciato è necessario per poter vivere uno stato di autentico benessere.

La Zona è davvero terapeutica

Quando incontrai Walter, mi colpì il fatto che da anni soffrisse di terribili crisi di emicrania che lo costringevano ad assumere enormi quantità di farmaci antidolorifici e antinfiammatori. Walter è una persona molto dinamica: giornalista, padre di famiglia e attivo in molti sport. Oltre che appassionato ciclista, è maestro di sci e allenatore di una squadra agonistica e non è difficile immaginare quanto la sua vita fosse condizionata dall'emicrania. Inoltre, cominciava ad accusare malesseri dovuti al prolungato uso di farmaci.

Il suo percorso «in Zona» è stato mirato sia alla perdita della massa grassa in eccesso per consentirgli di migliorare le prestazioni sportive, sia a un'azione antinfiammatoria per capire fino a che punto si poteva intervenire sulla sua qualità di vita legata all'emicrania.

Walter mi ha seguito con attenzione e disciplina: nel tempo ho compreso che, oltre a un problema di eccessiva infiammazione, presentava episodi di ipoglicemia che erano la causa del mal di testa.

Studiando il diario che Walter scriveva su mia richiesta riguardo ciò che mangiava e agli episodi di emicrania, mi resi conto che tutte le volte che segnalava un attacco di mal di testa, in qualche modo era collegato a un pasto non correttamente bilanciato o a un periodo prolungato durante il quale non si era nutrito bene.

Gli consigliai perciò ritmi precisi per pasti e spuntini, mettendo a punto in breve il protocollo ideale da rispettare giornalmente a seconda delle attività svolte: lavoro o uscita in bicicletta, o sveglia alle quattro del mattino per andare in montagna ad allenare i suoi ragazzi.

Inutile dire che la qualità di vita di Walter è migliorata in modo impressionante, così come le prestazioni sportive. Ma si è liberato soprattutto dal timore di vedere le proprie giornate condizionate da terribili emicranie.

Non solo è aumentata la sua energia fisica – niente

più farmaci! – ma anche quella mentale: ha sempre nuovi progetti che gli danno ulteriori stimoli professionali e personali. Quello che riteneva fosse un problema irrisolvibile, in realtà era dovuto solo a un'errata tempistica nell'assunzione dei pasti.

Le ricette del benessere

La mia passione per la cucina si è «affinata» grazie ai molti corsi frequentati negli anni, ma la mia vera fortuna è stata quella di aver conosciuto grandi chef, dai quali ho imparato tantissimo e grazie ai quali posso sempre sperimentare e realizzare in modo appetitoso e *gourmand* quello che la mia mente di nutrizionista immagina.

Le ricette che troverete nei prossimi capitoli uniscono il piacere per il palato e per gli occhi a ciò che le ultime ricerche scientifiche hanno scoperto su come l'alimentazione possa diventare il più potente fattore antiaging. La strategia studiata dal dottor Sears è qui messa in pratica per ottenere il massimo dell'efficacia. È l'alimentazione «ideale», cioè quello che andrebbe fatto per mantenere il peso corretto, per tenere sotto controllo l'infiammazione e contrastare l'invecchiamento.

Tuttavia, a volte capita che l'ideale, per motivi diversi, non corrisponda al 100 per cento con la vita reale. Ma questo non significa che non si possa usare il cibo in modo funzionale magari all'80 per cento e quindi ottenere l'80 per cento dei benefici.

Ricordate che per ognuno di noi esiste una «Zona ideale», compatibile con la nostra genetica e la reattività ormonale del nostro organismo.

Perciò, se trovate qualcosa di non perfettamente compatibile con i vostri gusti o con i vostri ritmi di vita, non scoraggiatevi e non arrendetevi: la soluzione c'è, si tratta solo di individuare la strada più giusta per voi.

Una cosa importantissima di cui abbiamo già parlato e che non dovete mai dimenticare, è l'attenzione al carico glicemico dei cibi che scegliete, poiché a esso è legata la risposta insulinica, e di conseguenza l'insorgenza dell'infiammazione: se scegliete carboidrati con basso carico glicemico, avrete già fatto moltissimo per il vostro benessere.

È importante tener presente che, se di fronte a un problema di «mero» dimagramento si possono fare alcune eccezioni o approssimazioni, quando si parla di prevenzione le cose cambiano e occorre maggiore attenzione.

Niente e nessuno potrà mai indicare il sistema sicuro per non ammalarsi: basta pensare ai danni che il semplice stress quotidiano provoca al nostro sistema immunitario, e quindi alla nostra salute.

Spesso non riusciamo a combattere lo stress in modo incisivo, ma quello che possiamo fare è mantenere il nostro corpo disinfiammato, e quindi «pulito» e pronto ad affrontare nel modo più efficace eventuali malattie dovute a cause genetiche o esterne, oltre a minimizzare gli effetti collaterali e la tossicità dei farmaci.

Un sistema immunitario che va in tilt per una causa qualunque, se può contare su un organismo «pulito» sarà in grado di riprendersi e combattere attivamente «il nemico». Ecco perché, quando vogliamo agire correttamente sull'infiammazione, la qualità nelle scelte nutrizionali (soprattutto per ciò che riguarda il carico glicemico)diventa importante.

Se finora la Zona è stata usata come (validissimo) metodo per dimagrire in maniera definitiva, in questo libro vogliamo andare oltre, imparando un aspetto ancora più sorprendente di questa strategia, in apparenza semplice, ma in realtà fondata su processi biochimici estremamente complessi.

La straordinaria attività antinfiammatoria della strategia Zona ne rivela l'aspetto più raffinato e geniale. Nel corso degli anni, lavorando a stretto contatto con le persone, mi sono resa conto che esistono innumerevoli sistemi dimagranti, e alcuni di essi portano anche a qualche risultato. Quello che però ho sempre visto mancare è la garanzia che questi percorsi conducano all'obiettivo in maniera sana, equilibrata e definitiva.

Tutti questi aspetti positivi contraddistinguono invece la Zona; e se a questo aggiungiamo la sua attività antinfiammatoria, ci rendiamo conto di quale strumento potentissimo possiamo usare quotidianamente per star bene e vivere al meglio il trascorrere del tempo.

Dopo tanti anni di studio e di esperienza sul campo,

la vita mi ha fatto toccare con mano il potere della nutrizione, anche in casi di gravi patologie.

Poter garantire una maggiore reattività immunitaria e una buona qualità di vita anche in questi casi diventa importantissimo e rappresenta la differenza tra «gestire» la propria malattia e sopravvivere faticosamente combattendo il nemico.

E ora, solo per chi non conosce la Zona e desidera fare qualche giorno di prova, riassumo qui i criteri generali per cominciare.

Dal prossimo paragrafo invece avrete le indicazioni mirate per ottenere il massimo dai tre pilastri del programma.

I principi della Zona in sintesi

1. A ogni pasto, dividete il piatto in tre parti uguali.
2. Riempite un terzo del piatto con delle proteine magre, della dimensione del palmo della vostra mano.
3. Riempite il resto del piatto con carboidrati colorati (frutta e verdure non amidacee).
4. Aggiungete al pasto un filo di olio extravergine d'oliva.
5. Per dessert prendete una piccola porzione di un alimento che contenga delfinidine; per esempio frutti di bosco (come occasionale eccezione anche cioccolato fondente o un bicchiere di vino rosso).
6. Integrate la vostra alimentazione con almeno 2,5 g di acidi grassi omega 3 provenienti da olio di pesce concentrato e distillato, e anche con delfinidine supplementari.

Come comporre un pasto in Zona

La strategia nutrizionale della Zona antiaging si basa sul controllo del carico glicemico dei diversi pasti della giornata, sul controllo calorico, sulla scelta della fonte proteica migliore, ricca anche di omega 3, e sulla limitazione nell'uso di alimenti che contengono molti omega 6, come abbiamo già visto. Ho creato le ricette che leggerete nelle prossime pagine rispettando questi parametri e con i quantitativi bilanciati e ottimizzati per un pasto principale di una donna e di un uomo. Tutti i piatti sono quindi pensati per una persona.

Proteine. Impiegheremo esclusivamente pesce (in quanto ricco di omega 3!). Ho scelto le qualità più usate, ma tenete presente che potete sostituirle con pesci simili, rispettando il quantitativo proteico raccomandato dal dottor Sears. Per un'occasionale alternativa, potete utilizzare pollo o tacchino al posto del pesce (nelle stesse quantità): ovviamente rinuncerete ai vantaggi omega 3.

Carboidrati. Quale fonte principale di carboidrati verranno usate le verdure, che sono molto favorevoli grazie al loro bassissimo carico glicemico. L'uso della frutta è limitato: il processo di controllo dell'infiammazione richiede un po' di sacrificio nella fase iniziale.

Nel capitolo «Non solo frutta» troverete alcune idee per accompagnare i vostri piatti preparando la frutta in maniera «divertente».

Grassi. Olio extravergine d'oliva o in alcuni casi semi oleosi.

Quindi, per comporre il pasto ideale che vi farà conquistare una forma perfetta e uno stato di autentico benessere:

- scegliete una ricetta del capitolo «Piatti di pesce», per esempio *Salmone con peperoni*;
- scegliete una crema di verdure nel relativo capitolo, per esempio *Crema di pomodoro e peperoni*;
- aggiungete la frutta indicata nella ricetta (per esempio ciliegie), oppure seguite qualcuna delle idee del capitolo «Non solo frutta».

I capitoli «Insalate» e «Ricette al microonde», comprendono invece pasti con la stessa valenza in macronutrienti dei precedenti, ma decisamente più rapidi nella preparazione.

Trattandosi di pasti studiati *per chi dispone di poco tempo*, *tutte* le verdure sono già comprese nella preparazione a base di pesce. Non va quindi aggiunta la crema di verdure. Dovrà invece essere scelta la frutta, che è comunque indicata nella ricetta. In questo caso, per assemblare un pasto perfetto:

- scegliete un piatto al microonde, per esempio *Merluzzo estivo*;
- aggiungete il quantitativo di frutta indicato (per esempio ciliegie), oppure seguite qualcuna delle idee del capitolo «Non solo frutta».

Prima di iniziare...

Abbiamo selezionato alcuni alleati speciali nell'applicazione di questa strategia antiaging. Ve li presento:

Brodo vegetale

Uno dei principali cambiamenti necessari per preparare piatti bilanciati antiaging è imparare a cucinare senza usare olio in fase di cottura, non penalizzando tuttavia la riuscita del piatto.

Dopo molti esperimenti fatti con diversi chef, ho ottenuto alcune soluzioni ideali, che consentono di riservare la maggior parte delle volte l'uso dei grassi per condire le verdure. L'impiego del brodo vegetale diventerà ben presto un'abitudine e vi consiglio perciò di averlo sempre pronto.

Nella ricetta che segue ho indicato quello che per mia esperienza è il mix migliore per una preparazione dal sapore non troppo invadente, che si sposi con i diversi piatti. Se il tempo è tiranno, in commercio il brodo vegetale è facilmente reperibile in forma granulare o in dado; da preferire quelli biologici e senza glutammato.

Badate anche al contenuto di grassi. Potete fare la prova osservando il deposito lasciato dal brodo nella tazza in cui lo preparate: deve restare pulita e priva di residui grassi.

Ecco la mia ricetta per il brodo vegetale. In questa versione ho scelto le zucchine, ma naturalmente potete sostituirle con altre verdure possibilmente di stagione:

200 g di zucchine private della buccia (si usa solo la parte bianca)
200 g di cipolla
100 g di sedano
100 g di pomodoro
2 foglie di alloro
3 litri di acqua

Stagionalità delle verdure

asparagi marzo-luglio
carciofi autunno, inverno
carote maggio-luglio
cavolo ottobre-marzo
cetriolo estate
fagiolini maggio-settembre
finocchi autunno
funghi settembre-gennaio
indivia inverno
lattuga maggio-ottobre
melanzane giugno, luglio, agosto
peperoni giugno-settembre
pomodori maggio-ottobre
porri maggio-luglio
rape inverno
ravanelli primavera, estate
scarola inverno
sedano giugno-febbraio
sedano rapa autunno
spinaci tutto l'anno
zucchine maggio-settembre

Tagliare le verdure e metterle in una pentola con acqua fredda.

È importante che i pezzi delle verdure abbiano dimensioni simili per permettere una cottura uniforme e la fuoriuscita dei sapori.

Portare vicino al punto di ebollizione a fuoco medio-alto. Le verdure devono «girare» nella pentola.

Continuare la cottura alla stessa temperatura per 40 minuti, togliere le verdure dalla pentola e filtrare il brodo.

Per conservarlo:

- in frigorifero si mantiene 3 giorni
- nel congelatore un mese (un'idea è metterlo nei contenitori del ghiaccio)

Crusca d'avena

È costituita da fibre e assorbe venticinque volte il suo peso in acqua. Non viene digerita, quindi è considerata «inerte» a livello glicemico. In alcune ricette è utilizzata come «impanatura» per dare più consistenza e gusto alla preparazione. Si trova facilmente nei negozi di prodotti biologici o nei reparti specializzati dei supermercati.

Kuzu o arrow root

Sono alimenti derivati da radici e servono per addensare (per esempio le creme di verdura). Ricordate sempre di diluirli in poca acqua prima di unirli alle vostre preparazioni. Questi composti *non* vanno portati a ebollizione perché perdono le loro caratteristiche. Se dovete aggiungerli a una preparazione che avete fatto bollire, spegnete la fiamma e attendete che cessi il bollore prima di unirli diluiti con poca acqua. Queste sostanze si esprimono al meglio intorno agli 85 °C.

Olio extravergine d'oliva

Tutte le ricette sono concepite con l'utilizzo di olio extravergine d'oliva, poiché contiene pochi omega 6 ed è ricco di polifenoli. Non impiegate oli di origine vegetale (mais, riso, girasole eccetera) che sono troppo ricchi di omega 6.

Aceto balsamico

Si tratta di un elemento strategico per arricchire piatti a base di proteine e di carboidrati favorevoli. Acquistate un aceto di buona qualità che non contenga sciroppo di zucchero.

Stevia

Sostanza con proprietà dolcificanti che deriva da una pianta sudamericana. Si può usare nella frutta quando non è sufficientemente dolce.

Carta da forno bagnata e strizzata

È un'accortezza tecnica da rispettare per ottenere una migliore cottura degli alimenti.

Prendete il foglio di carta da forno, bagnatelo completamente sotto l'acqua corrente, strizzatelo e usatelo per rivestire la pirofila.

Cotture di base per il pesce

Bollito

In una pentola portare a ebollizione 1 litro circa di brodo vegetale (*vedi* pp. 67-69). Abbassare la fiamma e immergere il pesce.

Tempi di cottura per le quantità di pesce utilizzate nelle ricette:

halibut, branzino, salmone, 7 minuti;
tonno, merluzzo, 4 minuti;
rombo, 10 minuti.

All'acqua di cottura possono essere aggiunte erbe aromatiche.

Al forno

Rivestire una teglia con carta da forno bagnata e strizzata e mettere pochissimo brodo vegetale e del sale.

Disporre il pesce nella teglia e metterlo nel forno preriscaldato a 220 °C, aggiungendo, se gradite, delle erbe aromatiche.

Tempi di cottura per le quantità di pesce utilizzate nelle ricette:

halibut, branzino, merluzzo, 7 minuti;
tonno, 6 minuti;

salmone, 10 minuti;
rombo, 12 minuti.

In padella

Mettere sul fuoco a fiamma medio-bassa una padella, coprendo il fondo con un po' di sale fino. Far scaldare per 3 minuti.

Disporre il pesce nella padella alzando la fiamma al massimo.

Tempi di cottura per le quantità di pesce utilizzate nelle ricette:

rombo, 15 minuti;
tutti gli altri pesci, 10 minuti.

Il pesce, naturalmente, dev'essere scongelato prima di utilizzarlo.

Cottura veloce delle verdure

Stufate

Tagliare le verdure a pezzettini.

Metterle in una pentola e cuocerle a fiamma medio-bassa, aggiungendo un po' di sale per favorire l'uscita del liquido di vegetazione.

Coprire e cuocere le verdure nel loro liquido, aggiungendo poco brodo vegetale solo se asciugassero troppo.

Verso fine cottura unire altro brodo vegetale per arricchire il sapore.

Trifolate

Tagliare le verdure a pezzettini.

Scaldare una pentola per 3 minuti a fiamma medio-bassa. Aggiungere le verdure e salare.

Quando iniziano ad attaccare sul fondo della pentola, aggiungere il brodo vegetale poco per volta in modo che le verdure rimangano asciutte fino a cottura ultimata. Non coprire.

Surgelate

Tutte le verdure surgelate usate nelle ricette si esprimono al meglio se vengono stufate.

I funghi e le melanzane rendono di più trifolati (i funghi riescono meglio se si scongelano parzialmente prima di trifolarli).

La frutta

Tutte le ricette di questo libro *devono* essere completate con la frutta, il cui uso è stato limitato per evitare un eccessivo carico glicemico che ostacolerebbe l'azione antiaging della strategia nutrizionale. È stata selezionata solo la frutta migliore dal punto di vista glicemico.

Albicocche	*130 g*
Amarene	*90 g*
Arance	*120 g*
Ciliegie	*100 g*
Clementine	*100 g*
Fragole	*170 g*
Kiwi	*100 g*
Lamponi	*140 g*
Limoni	*400 g*
Mele	*90 g*
Mirtilli	*175 g*
More	*110 g*
Nespole	*150 g*
Pere	*100 g*
Pesche	*150 g*
Pompelmi	*150 g*
Prugne gialle	*125 g*
Ribes	*135 g*

Qualora fosse necessario sostituire il tipo di frutta suggerita nella ricetta, consultate questa tabella e scegliete un'alternativa.

Ragionando «a blocchi», poiché per gli obiettivi di questo programma alimentare le verdure sono una scelta decisamente migliore, i quantitativi della frutta sono stati calcolati «per differenza» dal cumulo totale dei carboidrati previsti dal pasto (crema, ricetta di pesce, verdure). Talvolta perciò il peso della frutta non corrisponde esattamente a un blocco, ma può essere un po' di più o un po' di meno.

Come comporre un pasto in emergenza

Molto spesso il tempo è pochissimo o la stanchezza è tale da toglierci la voglia di cucinare. Talvolta capita anche di non avere a disposizione ingredienti freschi. Ecco alcune soluzioni.

Partiamo dal presupposto che ci serviranno:

- proteine
- verdura
- frutta
- grassi

Scegliamo un pesce disponibile in scatola o sottovuoto (per esempio il tonno) nella quantità indicata nelle singole ricette.

Nella lista delle insalate scegliete quella «velocissima» (vedi p. 152), che si prepara con verdure che si trovano anche in scatola e che basterà per avere i carboidrati necessari.

Conditela con una salsa vinaigrette oppure semplicemente con 1 cucchiaio + ⅓ di olio extravergine d'oliva (circa 6 ml).

Nella lista della frutta sceglietene una reperibile in scatola o che avete a disposizione surgelata.

Avrete preparato un perfetto pasto antiaging in pochissimi minuti!

Kit di sopravvivenza in Zona

Non è sempre facile disporre di tutti gli ingredienti necessari per preparare una ricetta. Per aiutarvi a ottimizzare la vostra spesa vi propongo un elenco degli alimenti che è opportuno avere nella dispensa o nel freezer per poter mangiare in maniera bilanciata anche in emergenza.

Pesce. Tenete nella dispensa qualsiasi pesce che si conservi: la scadenza è lunga e la conservazione è più semplice che per i surgelati. Se il pesce è sott'olio, preferite quello all'olio d'oliva: basterà sgocciolarlo bene prima dell'uso.

Verdure. Anche in questo caso ricorrete a quelle in scatola (il quantitativo necessario è di circa di 600 g per ogni pasto, a scelta tra le verdure indicate nelle ricette). Sono escluse le patate, i legumi, il mais, le barbabietole, i topinambur.

Le insalate in foglia non rientrano nel computo dei 600 g perché contengono pochi carboidrati. Attenzione alle zuppe di verdura pronte: sono spesso ricche di farine o amidi.

Frutta. È importante aggiungerla *sempre* al vostro pasto, qualunque sia la ricetta che avete scelto. Anche in questo caso è facile reperire frutta in scatola (badate che sia al naturale!) oppure surgelata, da utilizzare secondo le istruzioni per il sorbetto, semplice e rapido da preparare.

Ricordate che questa è una lista di emergenza e sopravvivenza. È ovvio che gli alimenti freschi o surgelati sono una scelta migliore.

Avvertenza

Le ricette contrassegnate da un asterisco sono illustrate nell'inserto a colori.

Creme di verdura

Le creme che trovate in questo capitolo serviranno per completare il fabbisogno di verdura nelle ricette dei piatti principali di pesce, a esclusione di quelle per il microonde e le insalate, che contengono già la quantità di verdura necessaria per il bilanciamento. Non vanno aggiunti i grassi perché già utilizzati nelle ricette del pesce.

La frutta dev'essere invece aggiunta a tutte le ricette.

Ricetta base

Gli ingredienti possono essere 350 g di ognuna delle seguenti verdure (in base alla stagione):

- *zucchine (con aggiunta di basilico e maggiorana)**
- *melanzane (1 cucchiaino di senape aggiunta dopo aver frullato la verdura)**
- *peperoni (con aggiunta di basilico e aglio)**

oppure:

- *pomodori (con aggiunta di basilico, maggiorana, timo, origano, erba cipollina)**
- *asparagi (con aggiunta di maggiorana)**
- *spinaci**
- *cuori di carciofo (con aggiunta di prezzemolo, maggiorana)*

a cui aggiungere:

- *100 g di cipolla*
- *brodo vegetale*

Se usate cavoli oppure broccoli, non va aggiunta la cipolla, quindi il peso totale di cavoli o broccoli dev'essere 450 g.

Facoltativo: potete aggiungere 2 cucchiai di yogurt naturale magro per dare maggiore cremosità alla preparazione.

Come preparare le verdure

Tagliare le verdure a pezzi piccoli. Metterle in una pentola aggiungendo poco sale, coprire e cuocere a fuoco basso.

La verdura rilascerà l'acqua di vegetazione che servirà a cucinarla. Controllare che non si asciughi troppo (alcune verdure contengono meno acqua di altre) e, se necessario, aggiungere poca acqua calda.

Se la cottura prosegue senza aggiungere liquido, lasciare stufare le verdure fino a cottura quasi ultimata, poi aggiungere del brodo vegetale per insaporire.

A fine cottura frullare il tutto.

Questa ricetta «base», che richiede pochi minuti di preparazione, può essere arricchita con l'aggiunta di erbe aromatiche (ho indicato tra parentesi gli abbinamenti migliori).

Le creme possono anche essere composte di verdure miste (broccoli + cavolfiore o pomodoro + peperone).

Qualunque abbinamento scegliate, è importante raggiungere 450 g di peso totale.

Le erbe aromatiche *non* rientrano nel conteggio!

Nelle pagine seguenti troverete un esempio, la *Crema di pomodori e peperoni*, oltre ad alcuni suggerimenti per la preparazione di gustose creme, alcune delle quali fredde, partendo dalle verdure crude e senza bisogno di cucinare.

Queste ultime rappresentano una vera ancora di salvezza per completare il bilanciamento dei carboidrati quando si ha fretta, oltre che un'ottima soluzione per l'estate.

Ricordate che queste creme sono necessarie per completare l'apporto di carboidrati nelle ricette dei piatti principali di pesce.

Crema di cuori di carciofo e yogurt

400 g di cuori di carciofo surgelati
3 cucchiai di yogurt naturale magro
un po' di succo di limone (secondo i gusti)
brodo vegetale

Far cuocere in acqua bollente i cuori di carciofo surgelati per 15 minuti, scolarli e frullarli con il brodo vegetale e il succo di limone. Incorporare lo yogurt mescolando bene.

Crema di pomodoro e peperoni*

200 g di pomodori
150 g di peperoni misti
100 g di cipolla
origano
brodo vegetale
sale

Tagliare le verdure a pezzettini. Metterle in una pentola antiaderente con l'origano e il sale. Coprire e cuocere a fiamma bassa.

Controllare che rilascino l'acqua di vegetazione e non si attacchino (in questo caso aggiungere un po' di acqua calda).

Continuare la cottura a fiamma bassa finché le verdure saranno cotte.

Frullare, allungando con brodo vegetale fino a raggiungere la densità desiderata.

Crema fredda di cetrioli e pomodoro

300 g di cetrioli
10 g di pomodori secchi
50 g di cipolla
acqua minerale gassata
sale, pepe

Frullare tutti gli ingredienti, diluendoli con l'acqua minerale gassata.

Crema fredda di peperoni e cipolla rossa

250 g di peperoni misti
(soprattutto rossi e gialli)
50 g di cipolla rossa
1 cucchiaio di aceto balsamico
brodo vegetale

Frullare tutti gli ingredienti. Aggiungere il brodo vegetale poco per volta.

Crema fredda di sedano e funghi porcini

10 g di funghi secchi
175 g di sedano
50 g di scalogno
acqua minerale gassata

Mettere i funghi a bagno in una ciotola di acqua per reïdratarli.

Frullare tutti gli ingredienti, diluendoli con l'acqua minerale gassata.

Gazpacho*

200 g di pomodoro
40 g di peperone rosso
80 g di peperone giallo
40 g di cipollotto
50 g di cetriolo
1 g di tabasco

Sbucciare il cetriolo e tagliarlo a pezzetti con tutta la verdura. Salare, frullare e aggiustare il sapore con il tabasco.

Può essere consumato subito o lasciato raffreddare in frigorifero.

Avvertenza

Tutti i piatti sono pensati per una persona. Nella lista degli ingredienti, il primo peso indicato è per le donne, il secondo per gli uomini.

Piatti di pesce

Branzino ai carciofi*

120 o 160 g di filetto di branzino
200 g di carciofi
30 g di erbe aromatiche tritate
(timo, maggiorana, origano, prezzemolo)
vino bianco secco
brodo vegetale
6 ml di olio extravergine d'oliva
sale, pepe rosa in grani

Far scaldare in un tegame poco brodo vegetale, unire i carciofi mondati e tagliati a spicchi sottili e farli insaporire per 3 minuti circa. Aggiungere un mestolo di brodo e continuare la cottura a fiamma moderata per altri 10 minuti circa.

Bagnare i carciofi con il vino, cospargerli di erbe aromatiche e con un cucchiaino scarso di pepe rosa. Rimestare e spegnere il fuoco.

Disporre il filetto di branzino sulla piastra del forno foderata con carta da forno e preriscaldato a 200 °C. Salare e cuocere per circa 10 minuti.

Adagiare il branzino sul piatto di portata, cospargere con un filo d'olio e coprirlo con il sugo di carciofi. Servire subito, ben caldo.

Completare il pasto con una crema di verdure a scelta tra quelle elencate nel relativo capitolo.
Aggiungere la frutta: 100 g di fragole o 50 g di mela.

Branzino all'aceto balsamico

120 o 160 g di filetto di branzino
200 g di spinaci
4 cucchiai di aceto balsamico (senza zucchero)
brodo vegetale
6 ml di olio extravergine d'oliva
sale

Lavare gli spinaci, asciugarli e metterli da parte.

Preparare una vinaigrette emulsionando l'aceto balsamico, il sale e l'olio. Mettere il branzino in una padella antiaderente con poco brodo vegetale e salarlo. Cuocerlo 5 minuti circa da ogni lato.

Nel frattempo saltare gli spinaci con poco brodo vegetale, disporli al centro del piatto di portata e adagiarvi il branzino. Completare con la salsa vinaigrette.

Completare il pasto con una crema di verdure a scelta tra quelle elencate nel relativo capitolo.
Aggiungere la frutta: 100 g di fragole o 70 g di mela.

Branzino mediterraneo

120 o 160 g di filetto di branzino
200 g di pomodori piccadilly o ciliegini
1 spicchio d'aglio
1 scalogno
3-4 rametti di maggiorana fresca
½ bicchiere di vino bianco secco
brodo vegetale
6 ml di olio extravergine d'oliva
peperoncino in polvere

Affettare lo scalogno e saltarlo in padella con uno spicchio d'aglio e poco brodo vegetale.

Adagiarvi il filetto di branzino e cuocerlo per 2-3 minuti da entrambi i lati. Sfumare con il vino e farlo evaporare.

Aggiungere ½ bicchiere di brodo vegetale, togliere il branzino e metterlo in un piatto.

Lavare i pomodorini, tagliarli a rondelle e cuocerli nella padella usata per il pesce per circa 6 minuti, ottenendo la giusta densità.

Versare sul branzino la salsa di pomodoro, un filo d'olio, spolverare con la maggiorana, il peperoncino e servire.

Completare il pasto con una crema di verdure a scelta tra quelle elencate nel relativo capitolo.
Aggiungere la frutta: 60 g di arancia o 80 g di fragole.

CARPACCIO TIEPIDO DI SALMONE CON BROCCOLI*

120 o 160 g di salmone
200 g di broccoli puliti
3 cucchiai di aneto tritato
brodo vegetale
sale e pepe

Cuocere i broccoli al vapore per 5 minuti circa. Dovranno risultare al dente.

Mettere in una padella poco brodo vegetale, farvi saltare i broccoli, aggiustare di sale e pepe e aggiungere l'aneto.

Affettare il salmone, disporlo a mo' di carpaccio sopra a un piatto da forno e passarle al grill per 3 minuti circa. Salare e pepare.

Guarnire il salmone con i broccoli e servire.

Completare il pasto con una crema di verdure a scelta tra quelle elencate nel relativo capitolo.
Aggiungere la frutta: 130 g di mela o 100 g di pera.

Filetto di branzino al vino bianco

120 o 160 g di filetto di branzino
100 g di zucchine
50 g di cipolla
50 g di sedano
⅓ di bicchiere di vino bianco
brodo vegetale
6 ml di olio extravergine d'oliva
sale aromatico

Pulire le verdure e tagliarle a julienne.

Cuocerle a fiamma bassa per 5-6 minuti in una padella con coperchio con ½ bicchiere di brodo vegetale. Sfumare con il vino.

Aggiungere il filetto di branzino disponendolo con la pelle rivolta verso l'alto e coprire. Continuare la cottura per 6-8 minuti a fiamma bassa.

Servire con un filo d'olio e un pizzico di sale aromatico.

Completare il pasto con una crema di verdure a scelta tra quelle elencate nel relativo capitolo.
Aggiungere la frutta: 130 g di albicocche o 120 g di arancia.

Filetto di merluzzo alla tedesca

120 o 160 g di filetto di merluzzo
100 g di cipolla
100 g di porri
succo di 1 limone
1 ciuffo di prezzemolo tritato
½ bicchiere di vino bianco
brodo vegetale
6 ml di olio extravergine d'oliva
sale

Mettere il filetto in una terrina e cospargerlo con il succo di limone e poco sale.

Tritare finemente la cipolla e la parte bianca dei porri e farli rosolare leggermente in una casseruola con il brodo vegetale.

Unire il filetto, il vino e lasciare cuocere per 7 minuti a fiamma media.

Cospargere con l'olio, il prezzemolo tritato e servire subito.

Completare il pasto con una crema di verdure a scelta tra quelle elencate nel relativo capitolo.
Aggiungere la frutta: 150 g di arancia o 100 g di pera.

Filetto di merluzzo aromatico

120 o 160 g di filetto di merluzzo
100 g di cipolla rossa
50 g di carota
50 g di sedano
3 cucchiai di erbe aromatiche
(origano, erba cipollina, basilico)
brodo vegetale
6 ml di olio extravergine d'oliva
sale, pepe nero

Pulire cipolla, carota e sedano. Tagliarle a julienne e cuocerle per 5 minuti circa con poco brodo vegetale.

Foderare con un foglio di alluminio una pirofila e adagiarvi le verdure e le erbe aromatiche con il pepe.

Tagliare il filetto di merluzzo in piccoli pezzi e sistemarli sopra le verdure. Aggiungere l'olio, pochissimo sale, richiudere il cartoccio e cuocerlo in forno a 180 °C per 6-7 minuti. Servire ben caldo.

Completare il pasto con una crema di verdure a scelta tra quelle elencate nel relativo capitolo.
Aggiungere la frutta: 150 g di pompelmo o 100 g di clementine.

Filetto di salmone ai porri

120 o 160 g di salmone
100 g di porri
50 g di sedano
50 g di carote
brodo vegetale
6 ml di olio extravergine d'oliva
sale, pepe rosa in grani (facoltativo)

Pulire le verdure, tagliare i porri e il sedano a rondelle sottili e le carote a julienne.

In una padella riscaldare un po' di brodo vegetale. Aggiungere le carote, cuocerle 3-4 minuti, poi unire anche i porri e il sedano e terminare la cottura per altri 4 minuti circa.

Disporre le verdure su un foglio di alluminio e adagiarvi il filetto di salmone con un filo d'olio. Salare, pepare (eventualmente con il pepe rosa).

Richiudere il cartoccio, metterlo in una teglia da forno e cuocerlo in forno preriscaldato a 200 °C per 15 minuti.

Servire caldo. Accompagnato da un'insalata sarà un ottimo piatto unico.

Completare il pasto con una crema di verdure a scelta tra quelle elencate nel relativo capitolo.
Aggiungere la frutta: 200 g di clementine o 200 g di kiwi.

Filetto di salmone alla siciliana

120 o 160 g di salmone fresco
150 g di passata di pomodoro
50 g di cipolla
1 limone
1 cucchiaio di capperi
origano
alcune foglie di basilico
brodo vegetale
6 ml di olio extravergine d'oliva
sale, pepe

Fare un'emulsione con il succo del limone, sale, pepe e l'olio e mettervi il salmone a marinare per 5 minuti.

Far appassire la cipolla tagliata sottile in una padella con pochissimo brodo vegetale. Unire la passata di pomodoro e il basilico facendo addensare un po' il pomodoro.

Disporre il filetto di salmone in una pirofila e coprirlo con la salsa di pomodoro, i capperi e l'origano.

Cuocere nel forno ventilato a 180 °C per circa 10 minuti e servire.

Completare il pasto con una crema di verdure a scelta tra quelle elencate nel relativo capitolo.
Aggiungere la frutta: 150 g di pompelmo o 90 g di mela.

Filetto di salmone con cipolle rosse e aceto balsamico

120 o 160 g di salmone
200 g di cipolle di Tropea
aceto balsamico
6 ml di olio extravergine d'oliva
sale

Cuocere il filetto di salmone sulla griglia almeno 4 minuti da ogni lato.

Saltare in padella le cipolle tagliate sottili salandole leggermente. Aggiungere un po' di aceto balsamico e un filo di olio extravergine d'oliva.

Scodellare le cipolle ben calde su un piatto e adagiarvi il salmone.

Completare il pasto con una crema di verdure a scelta tra quelle elencate nel relativo capitolo.
Aggiungere la frutta: 200 g di pompelmo o 170 g di fragole.

Filetto di salmone con julienne di verdure*

120 o 160 g di salmone
100 g di zucchine
70 g di sedano
50 g di cipollotti
½ carota piccola
erbe aromatiche (aneto, timo…)
⅓ di bicchiere di vino bianco secco
brodo vegetale

Pulire le verdure e tagliarle a julienne.

Portare a ebollizione un po' di brodo insieme al vino e sbollentare per 3 minuti la carota e il sedano.

Unire le zucchine, cuocere 2 minuti circa, poi aggiungere i cipollotti e ultimare la cottura per altri 2 minuti.

Scolare le verdure e farle asciugare su carta da cucina. Conservare il brodo di cottura.

Lavare il filetto di salmone, tamponarlo con carta da cucina, salare e pepare. Sistemarlo su un foglio di alluminio, distribuirvi le verdure con qualche pizzico di erbe aromatiche. Irrorare con 2-3 cucchiai di brodo di verdure.

Chiudere bene il foglio di alluminio e cuocere il cartoccio in forno preriscaldato a 200 °C per 15 minuti circa.

Completare il pasto con una crema di verdure a scelta tra quelle elencate nel relativo capitolo.
Aggiungere la frutta: 90 g di mela o 170 g di fragole.

FILETTO DI SALMONE ROSSO E VERDE

120 o 160 g di filetto di salmone
privato della pelle
100 g di polpa di pomodoro
1 spicchio d'aglio
1 cucchiaio di capperi
1 mazzetto di rucola
timo fresco
brodo vegetale
6 ml di olio extravergine d'oliva
sale, pepe bianco

Cuocere il salmone in una padella antiaderente per circa 3 minuti da ogni lato.

Nel frattempo, far rinvenire a fuoco vivo la polpa di pomodoro con poco brodo vegetale, aglio, sale, pepe e il timo tritato.

Versare il pomodoro in un piatto caldo, adagiarvi il filetto di salmone con sopra la rucola. Da ultimo aggiungere l'olio, un po' di sale, il pepe e i capperi.

Completare il pasto con una crema di verdure a scelta tra quelle elencate nel relativo capitolo.
Aggiungere la frutta: 200 g di clementine o 200 g di kiwi.

Halibut al limone e pomodoro

120 o 160 g di filetto di halibut
150 g di passata di pomodoro
50 g di cipolla
1 limone
3 g di aneto
brodo vegetale
6 ml di olio extravergine d'oliva
sale marino

Tagliare a fettine sottili la cipolla e farla stufare in una padella con brodo vegetale per 6 minuti circa.

Aggiungere la passata di pomodoro e ultimare la cottura per circa 15 minuti.

Mettere in un piatto il filetto di halibut, salarlo, spennellarlo con l'olio e sggiungere il succo di limone.

Unirlo al pomodoro e continuare la cottura per 15 minuti circa.

Cospargere di aneto e servire ben caldo.

Completare il pasto con una crema di verdure a scelta tra quelle elencate nel relativo capitolo.
Aggiungere la frutta: 170 g di fragole o 90 g di mela.

Halibut con capperi e broccoli

120 o 160 g di filetto di halibut
200 g di broccoli
25 g di capperi, con il loro liquido
3 g d'aglio
½ bicchiere di vino bianco
brodo vegetale
sale e pepe

Saltare i filetti di halibut in una padella per 6 minuti circa. Toglierli e metterli da parte.

Sfumare il fondo di cottura con il vino bianco, far ridurre e aggiungere l'aglio e i capperi. Condire con sale e pepe a piacere e lasciar sobbollire per 1 minuto per amalgamare i sapori.

Rimettere i filetti nella padella, coprirli con la salsa di capperi e cuocerli per altri 4 minuti.

Nel frattempo tagliare i broccoli, metterli in una padella con pochissimo brodo vegetale e farli stufare per circa 30 minuti coperti, aggiungendo altro brodo se necessario.

Servire il pesce condito con la salsa di capperi, accompagnato dai broccoli.

Completare il pasto con una crema di verdure a scelta tra quelle elencate nel relativo capitolo.
Aggiungere la frutta: 170 g di fragole o 90 g di mela.

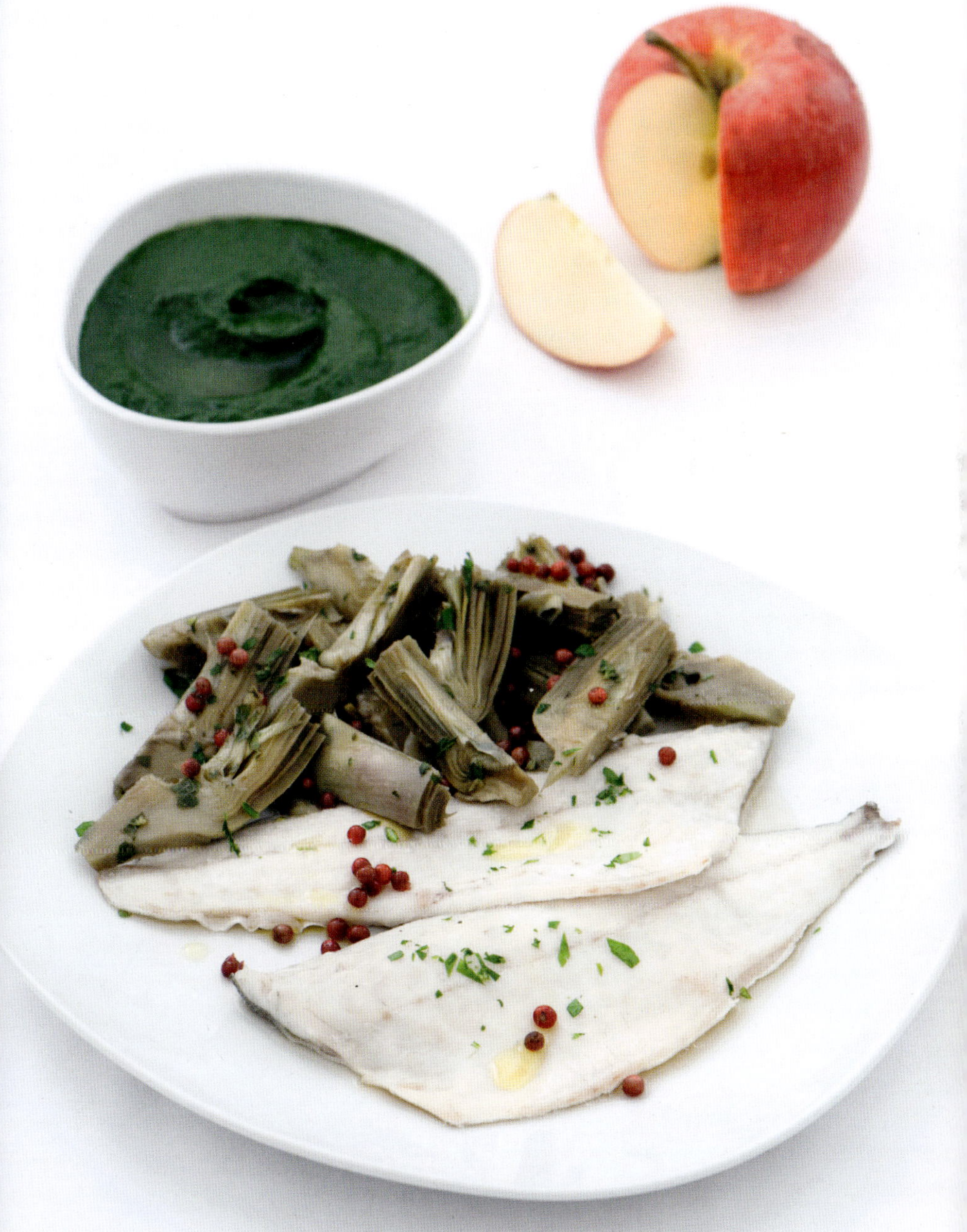

Branzino ai carciofi (*vedi* p. 87), crema di spinaci, 50 g di mela

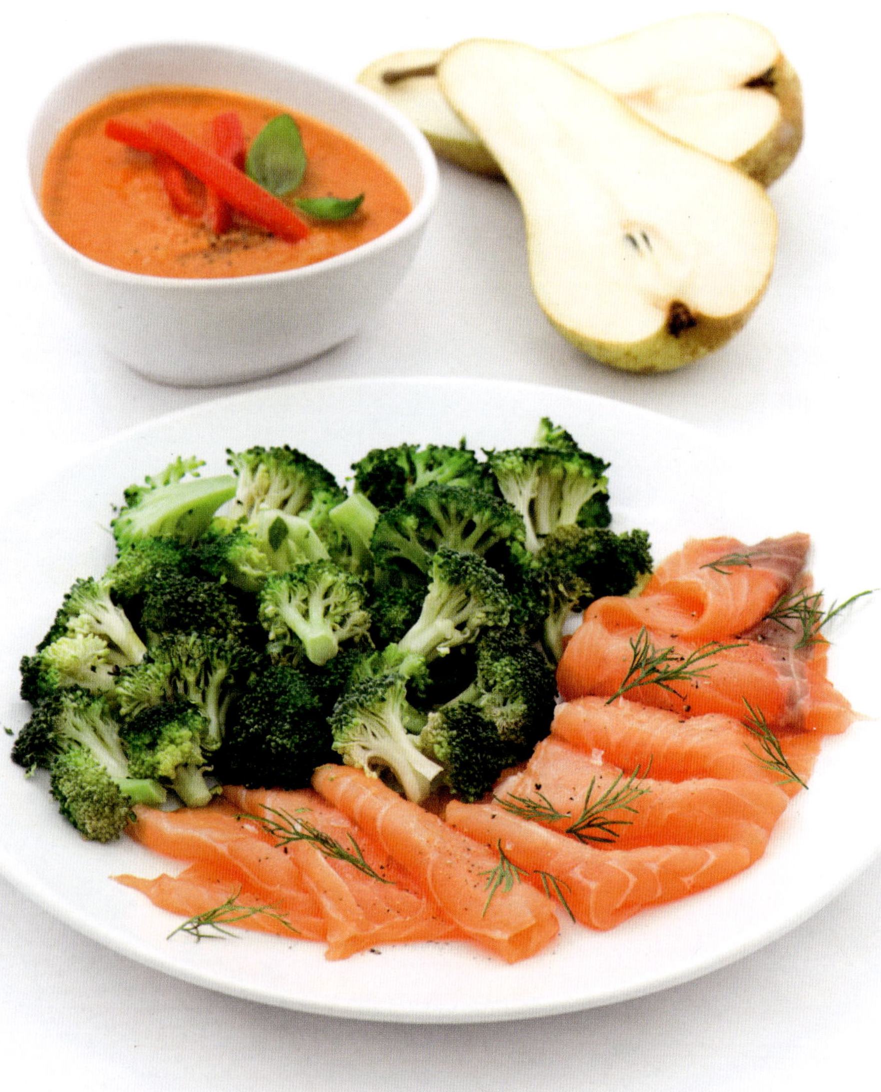

Carpaccio tiepido di salmone con broccoli (*vedi* p. 90), crema di peperoni con basilico e aglio, 100 g di pera

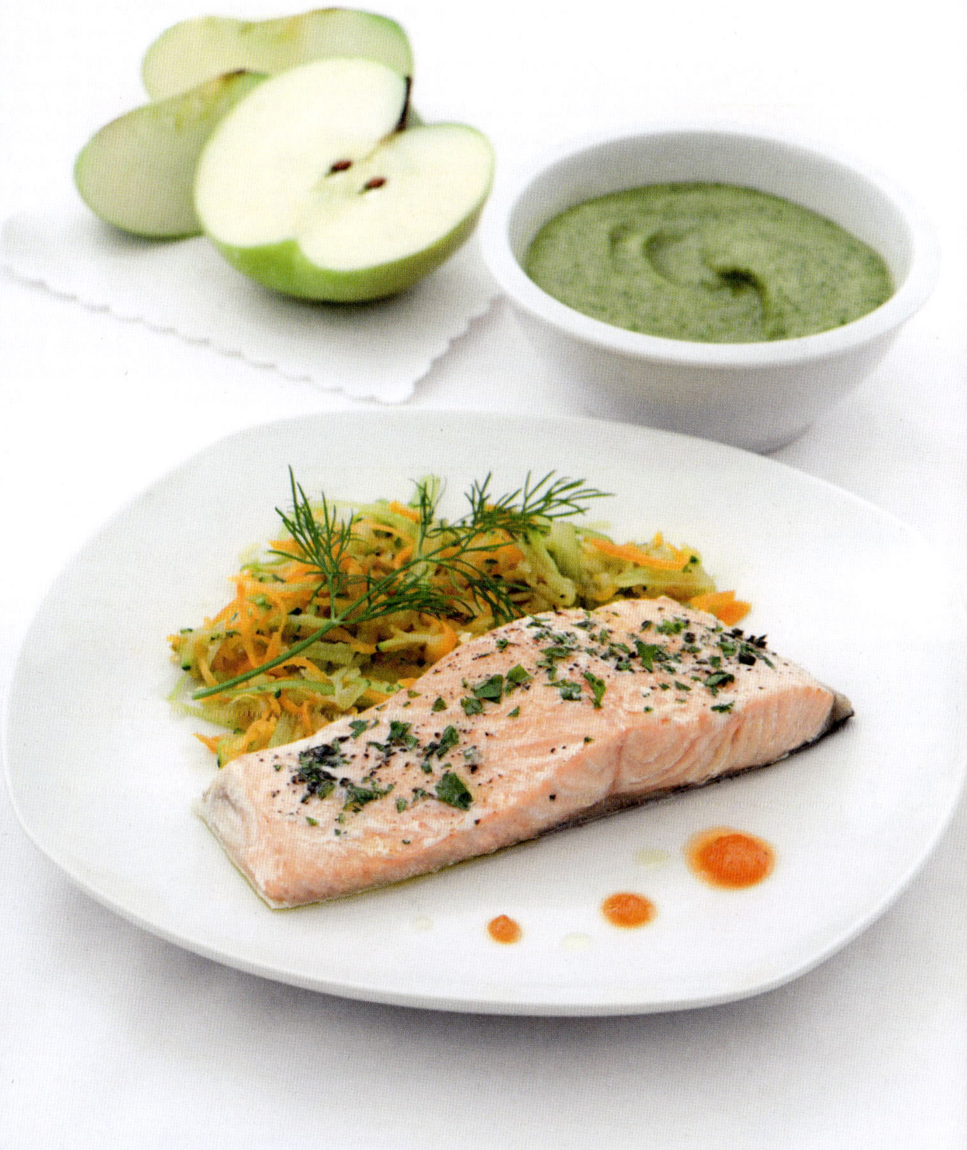

Filetto di salmone con julienne di verdure (*vedi* p. 97), crema di zucchine, 90 g di mela

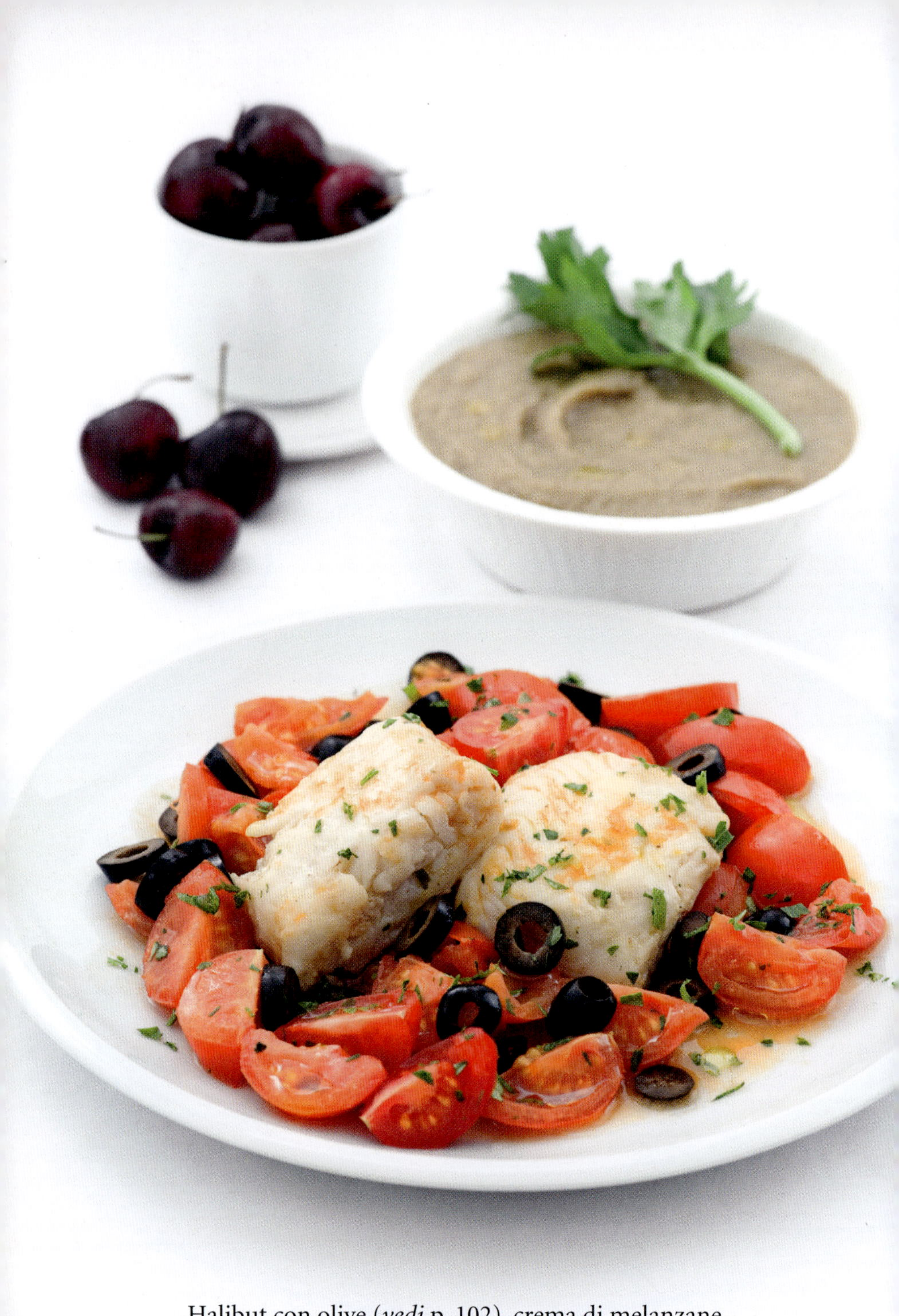

Halibut con olive (*vedi* p. 102), crema di melanzane,
100 g di ciliegie

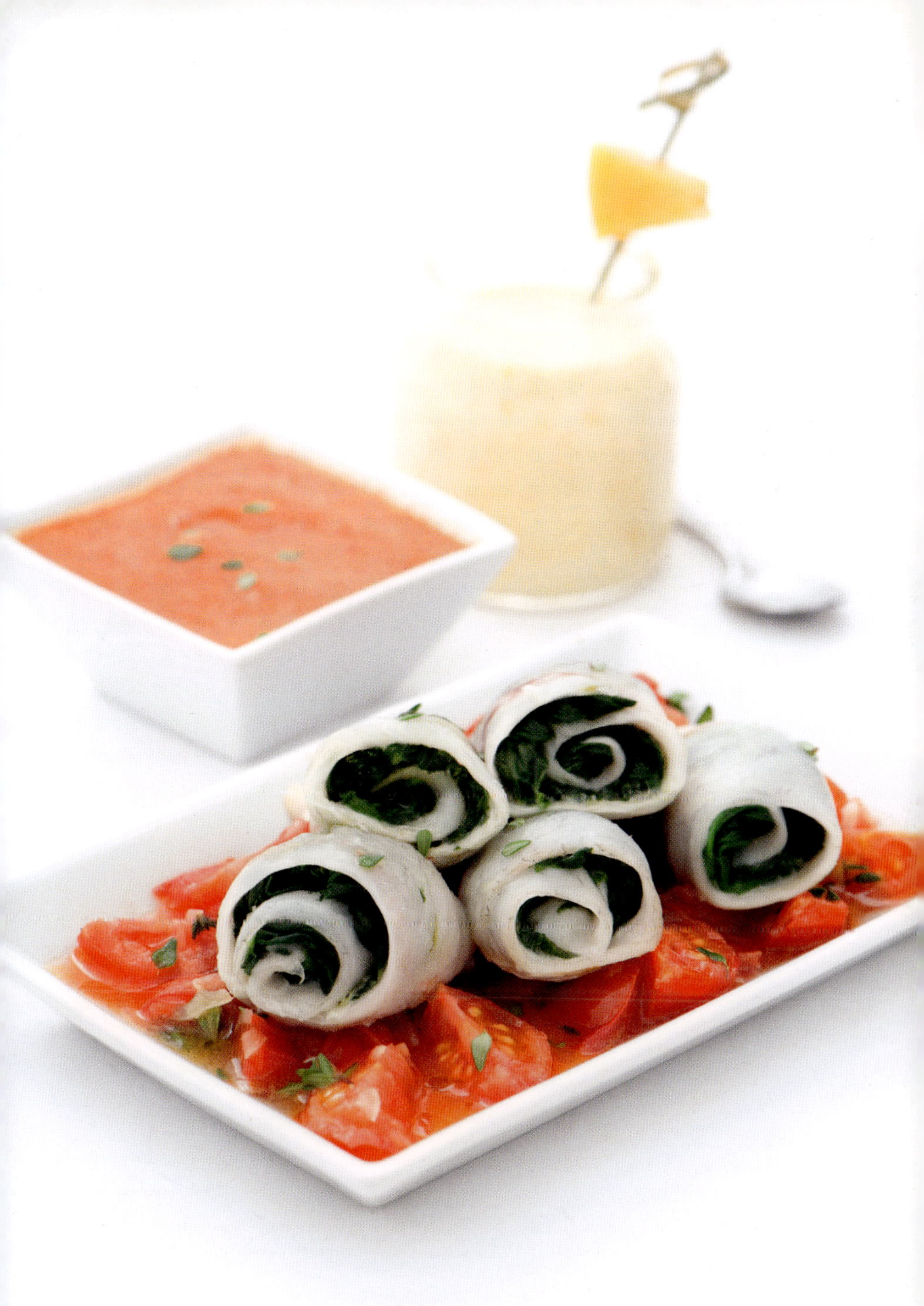

Involtini di merluzzo con spinaci (*vedi* p. 104), crema di pomodoro e peperoni, slush con 150 g di pesca

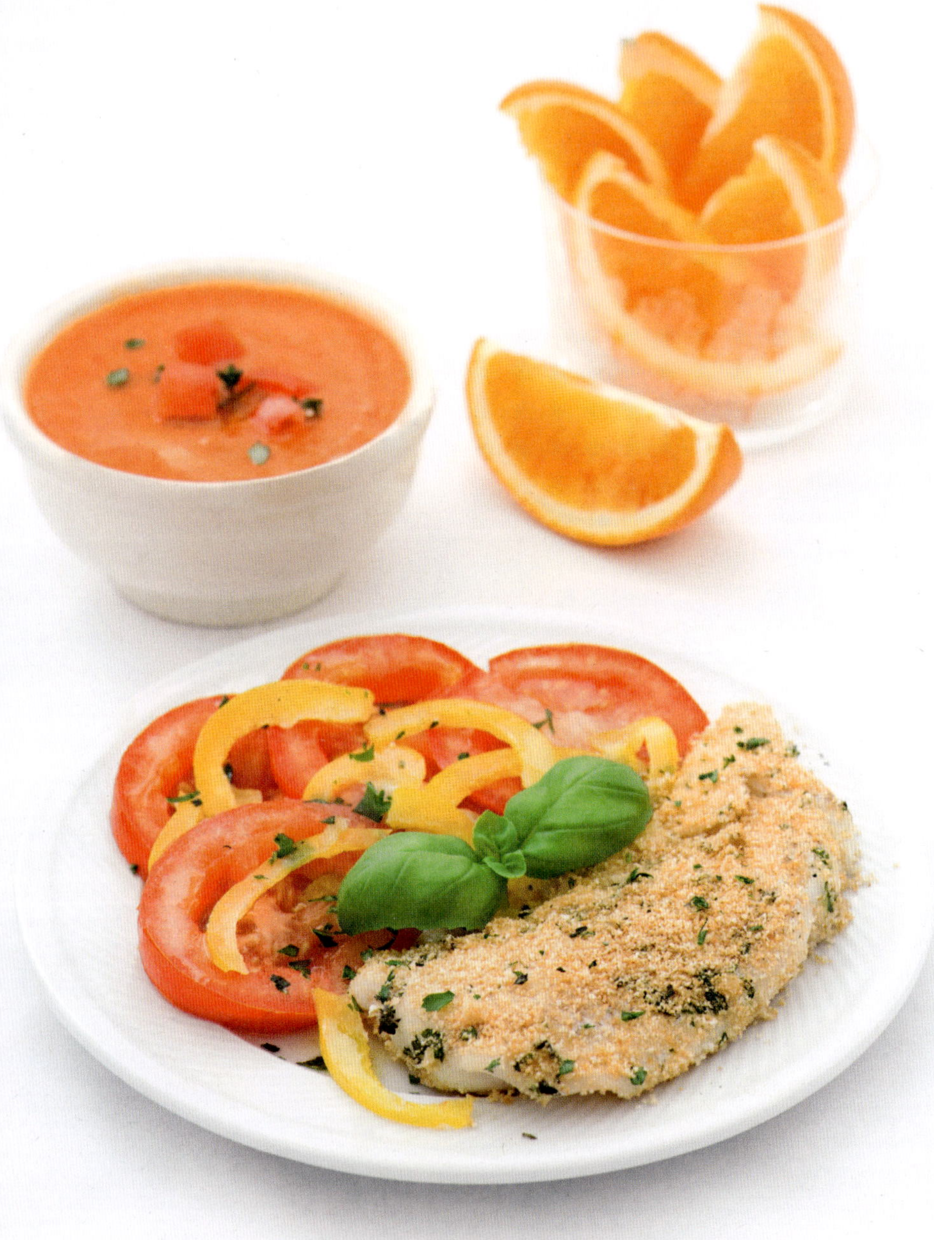

Merluzzo alla provenzale (*vedi* p. 107), crema di pomodori
con basilico e maggiorana, 120 g di arancia

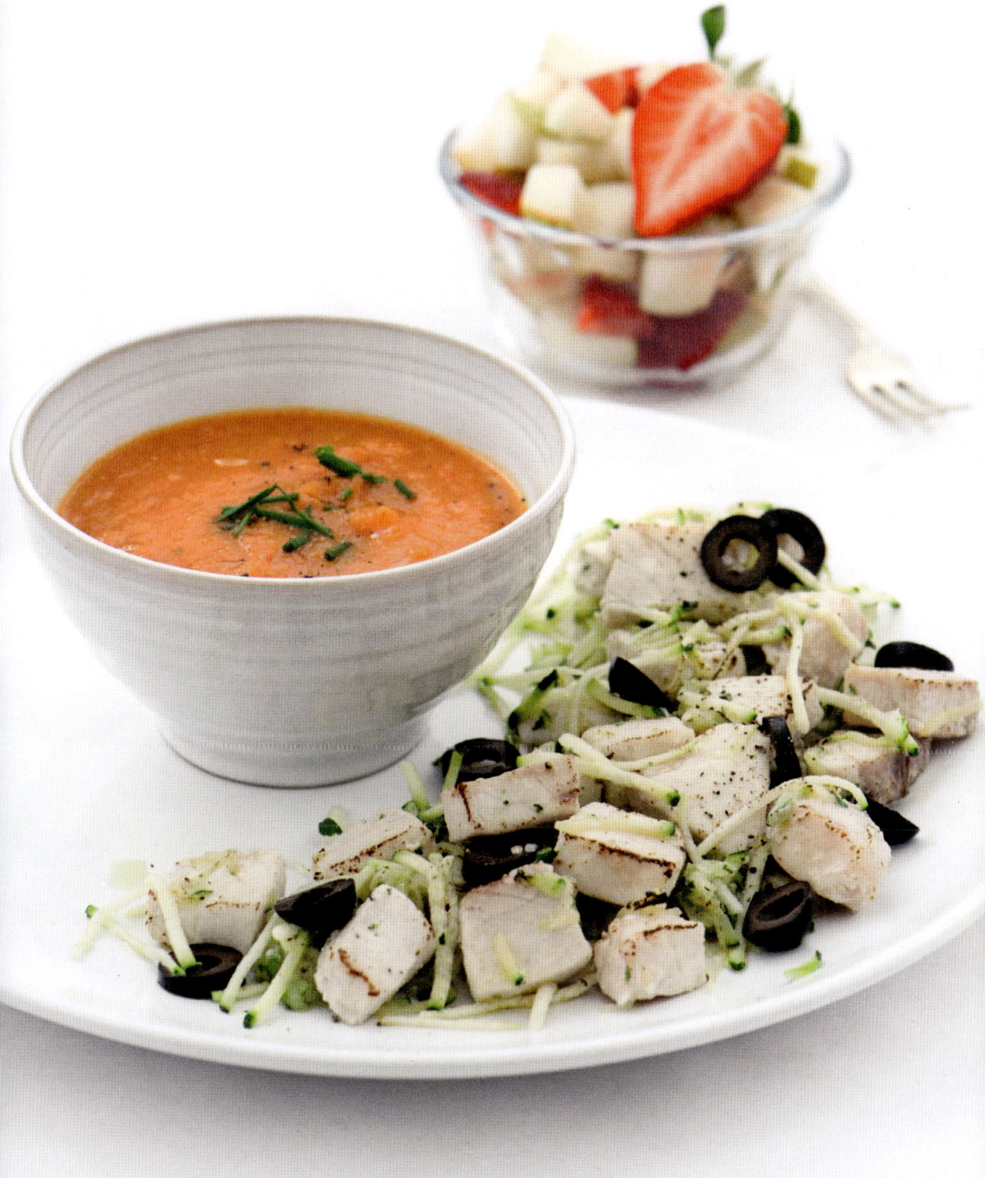

Pesce spada alle zucchine (*vedi* p. 120),
gazpacho, 120 g di macedonia di fragole e pere

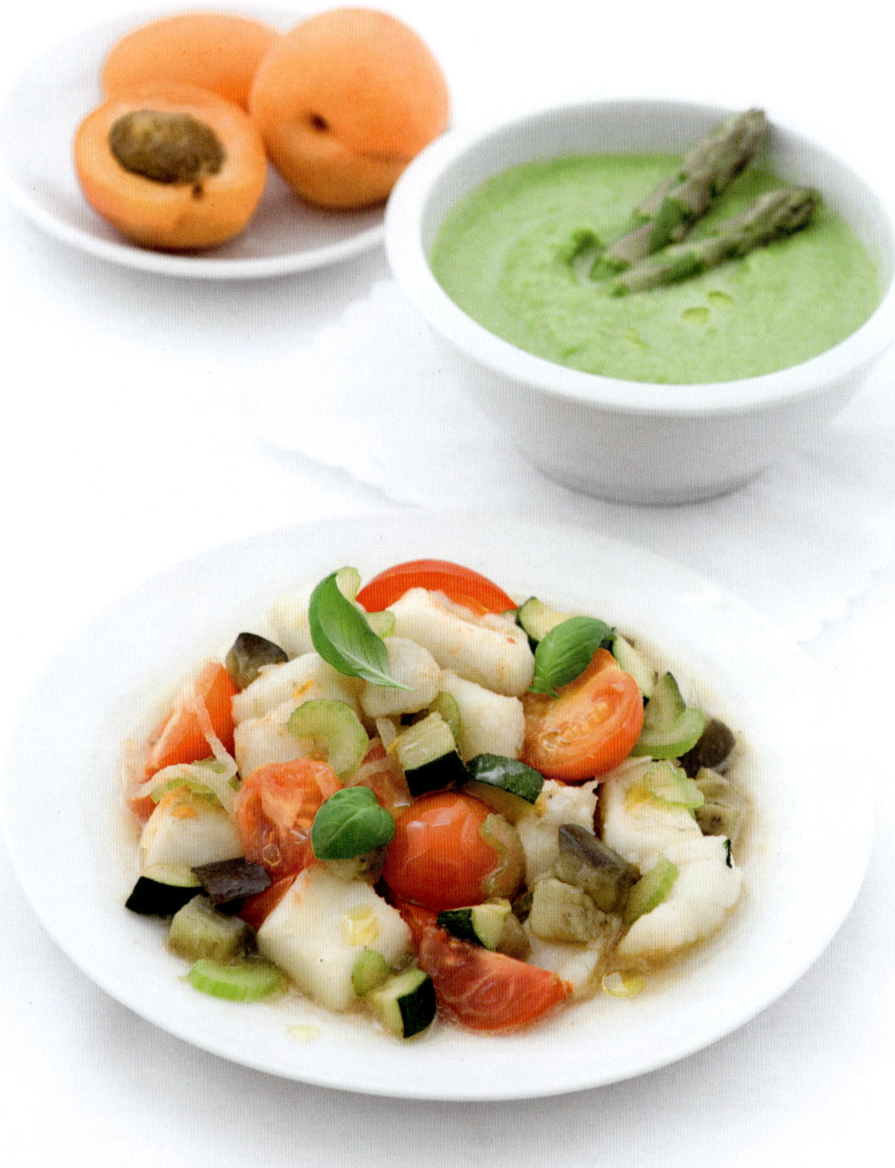

Ratatouille di rombo (*vedi* p. 122), crema di asparagi e maggiorana, 130 g di albicocca

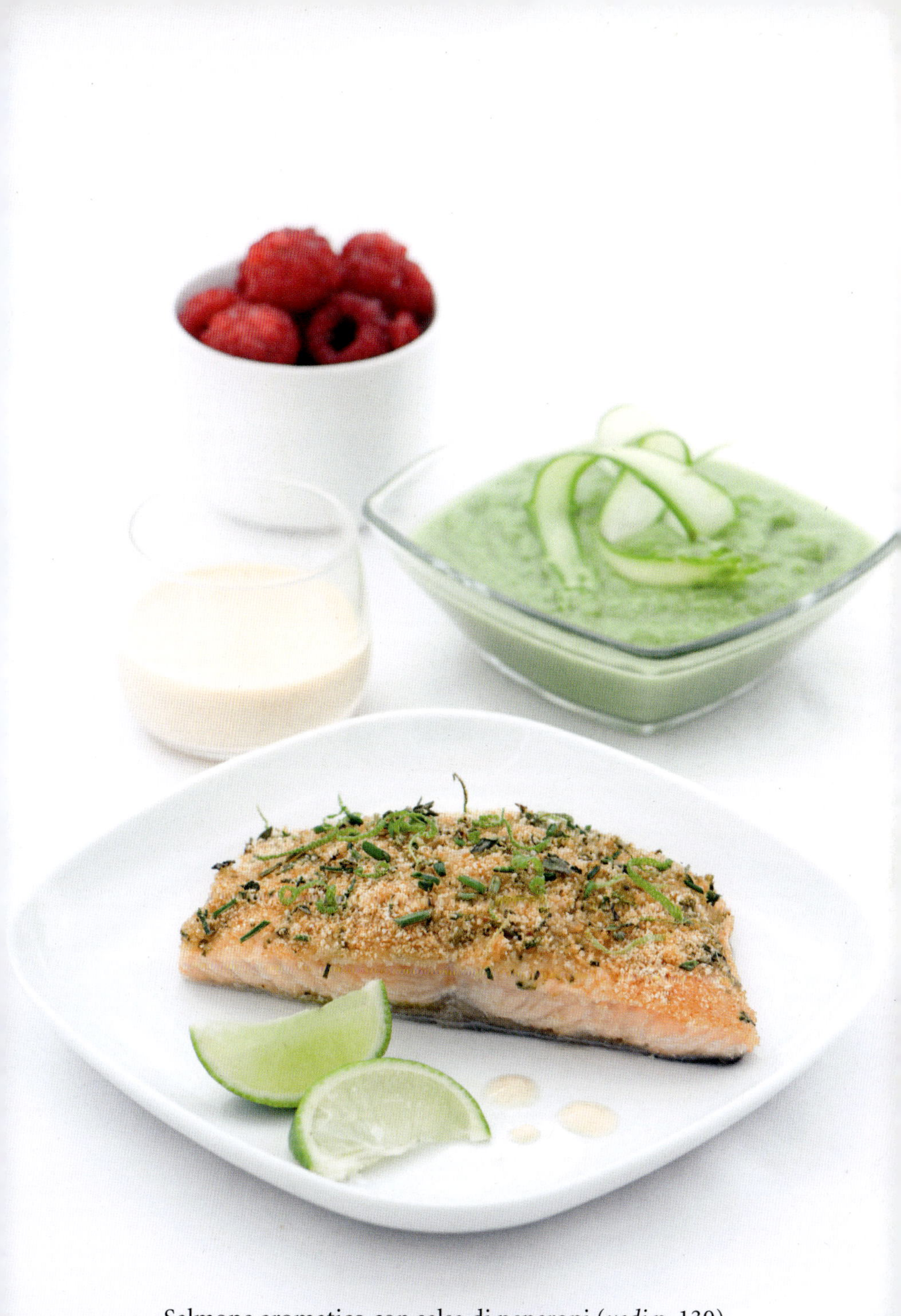

Salmone aromatico con salsa di peperoni (*vedi* p. 130), crema di zucchine, 70 g di lamponi

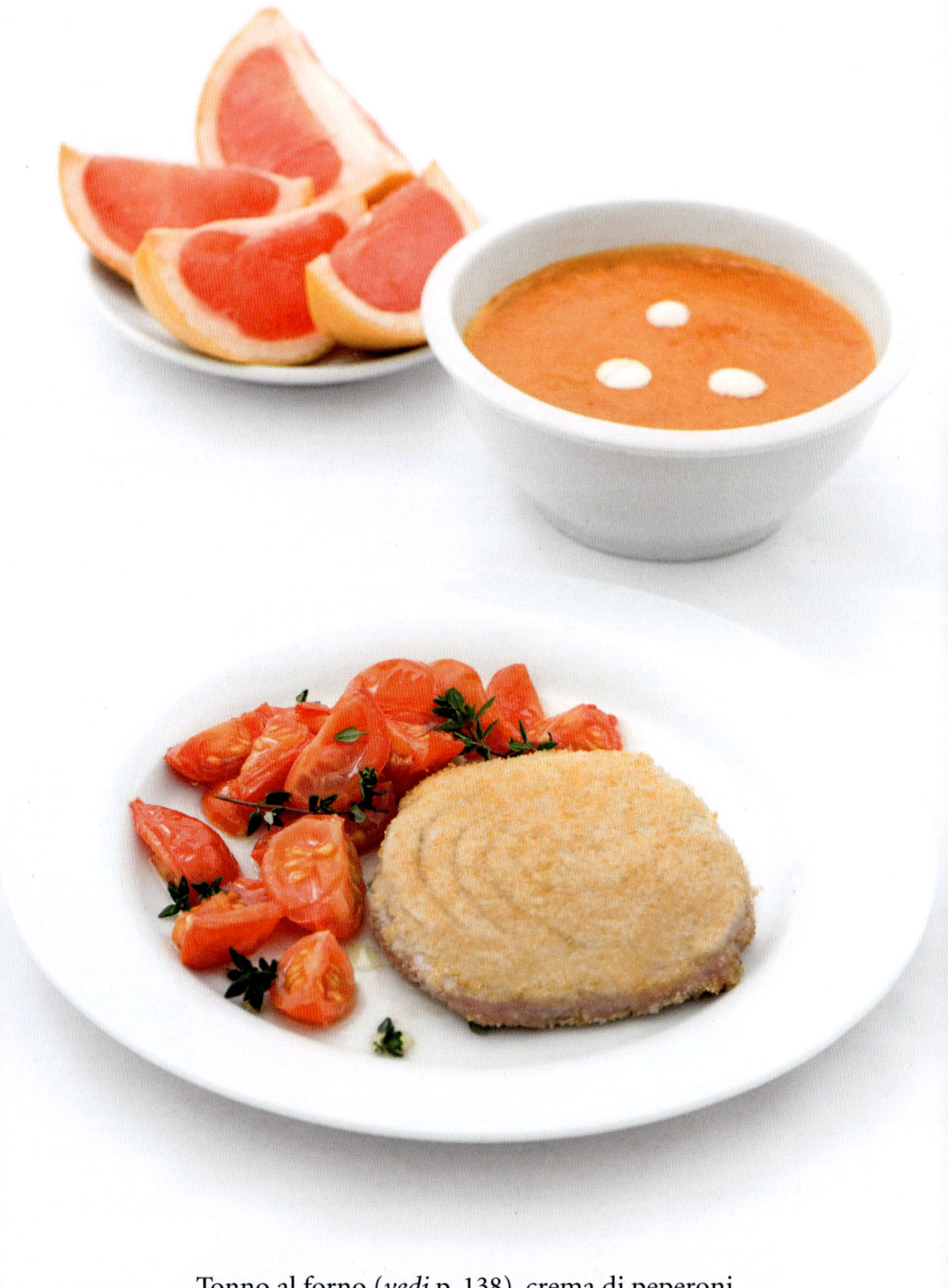

Tonno al forno (*vedi* p. 138), crema di peperoni,
150 g di pompelmo

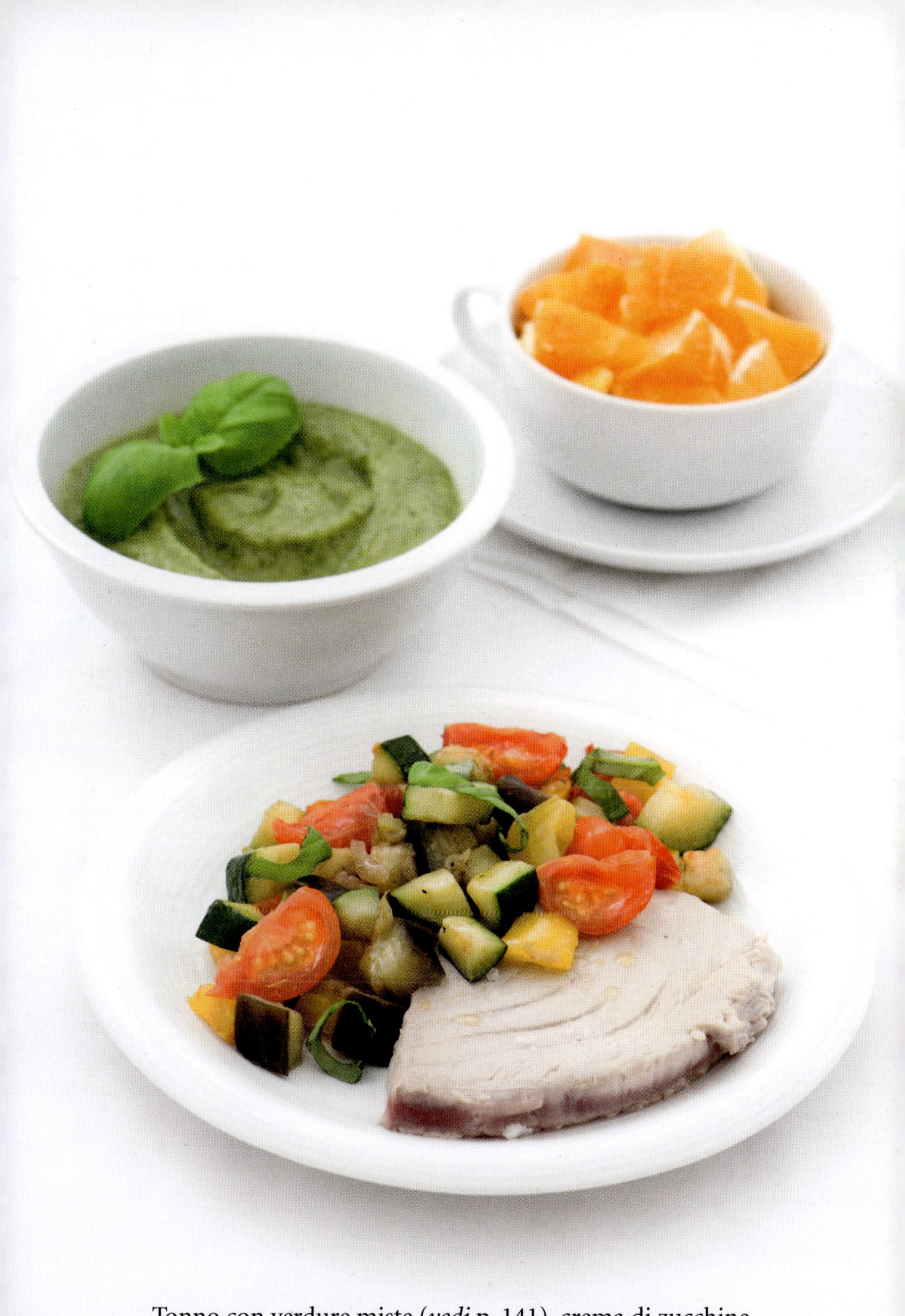

Tonno con verdure miste (*vedi* p. 141), crema di zucchine con basilico e maggiorana, 120 g di arancia

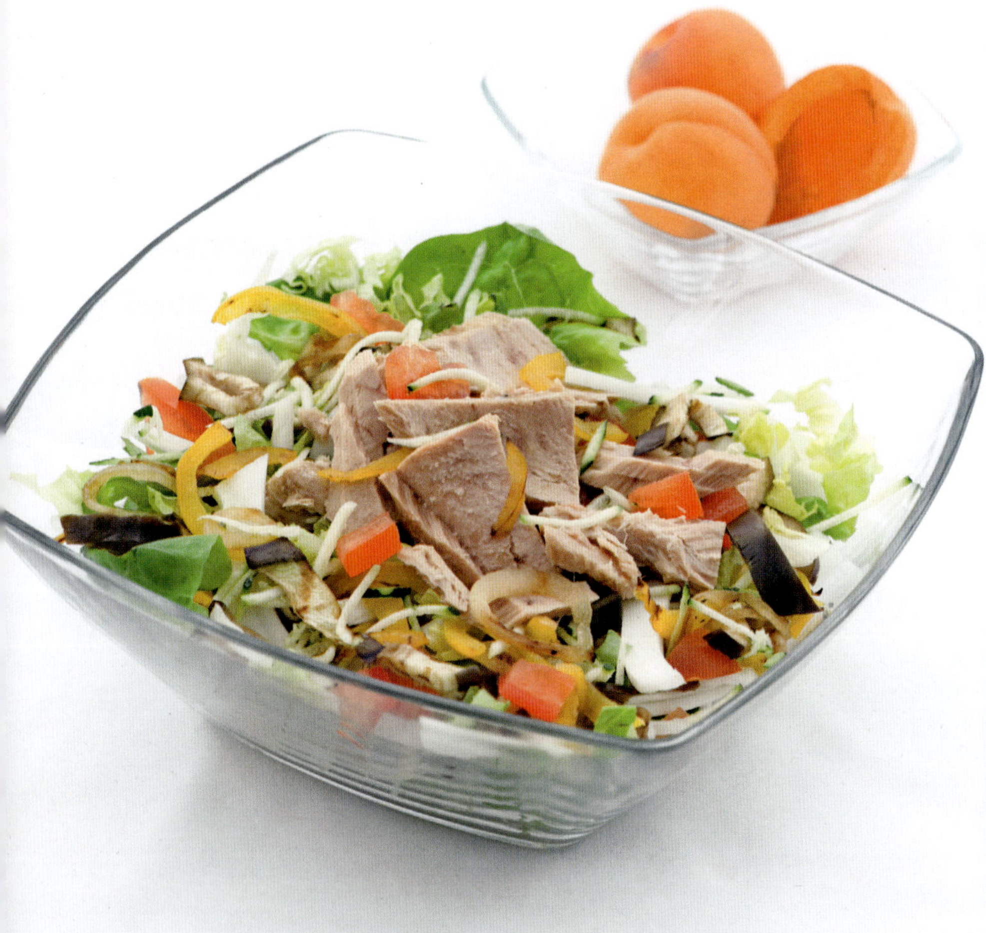

Insalata arlecchino (*vedi* p. 143), 130 g di albicocca

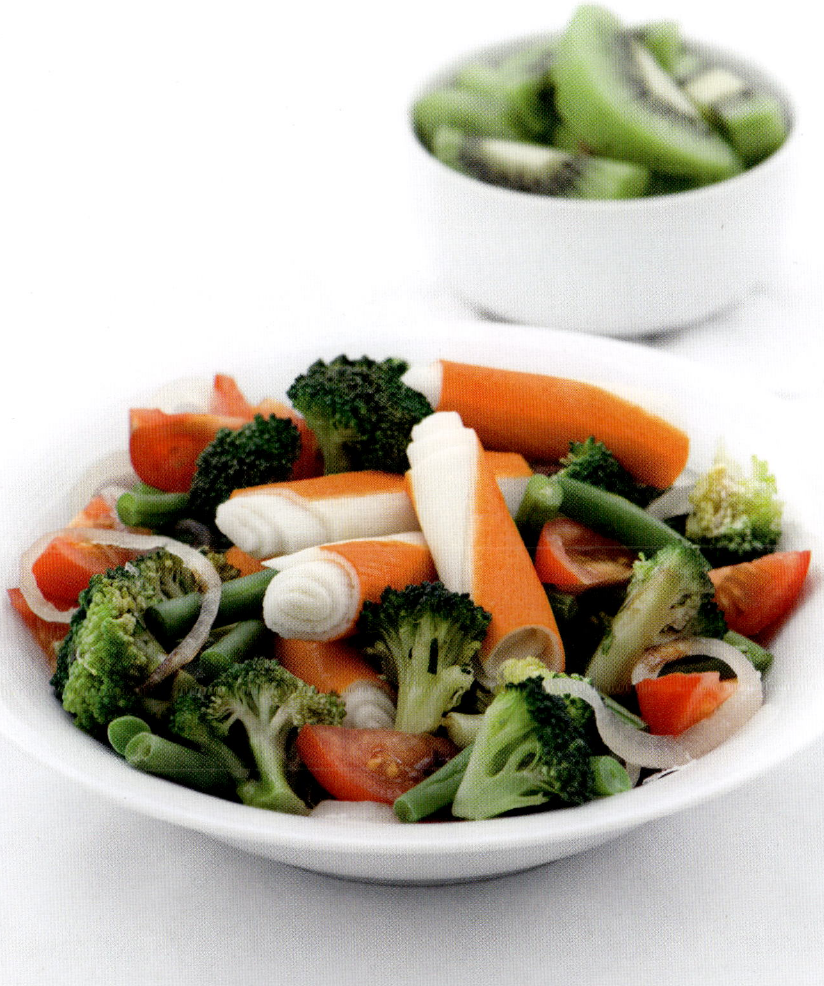

Insalata di broccoli (*vedi* p. 145), fagiolini e granchio, 100 g di kiwi

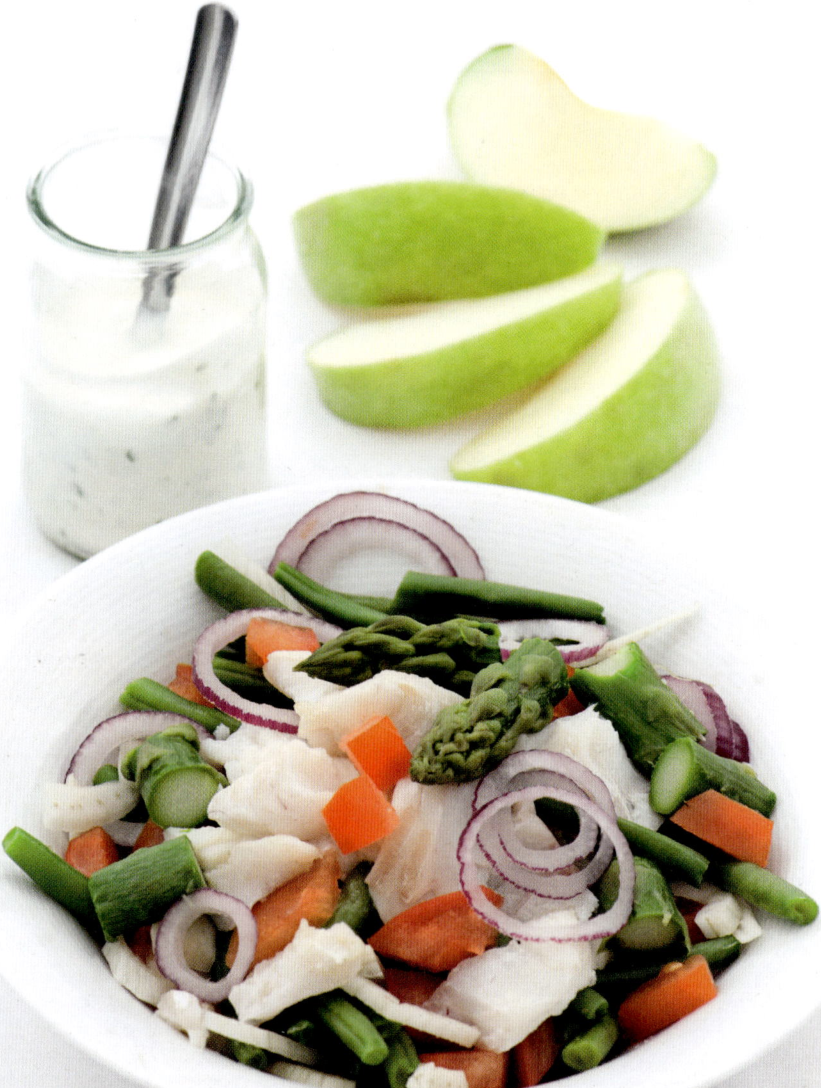

Insalata di merluzzo, fagiolini, asparagi e cipolla rossa (*vedi* p. 146), 90 g di mela

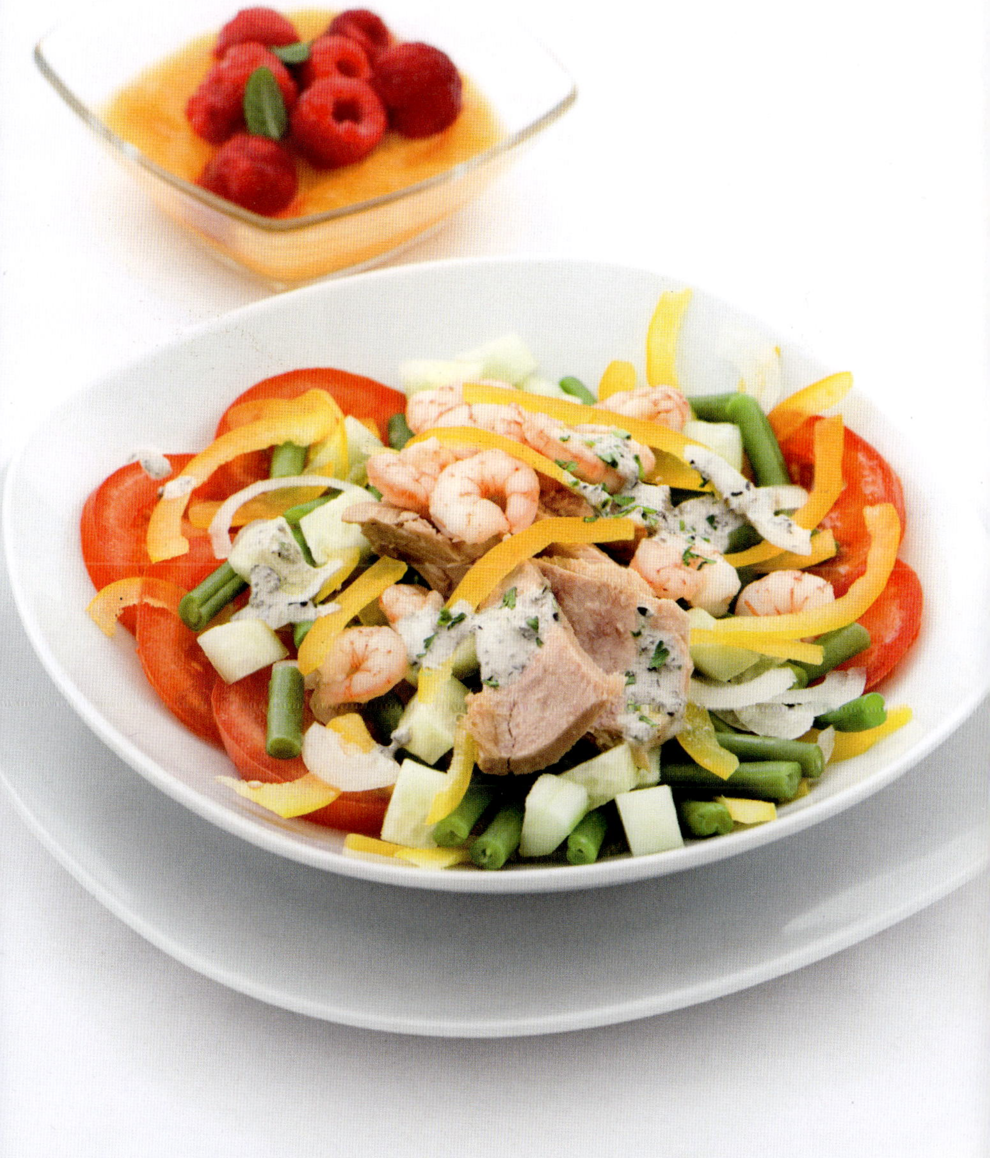

Insalata di primavera con gamberi e tonno (*vedi* p. 147), sorbetto con 160 g di pesca con guarnizione di lamponi

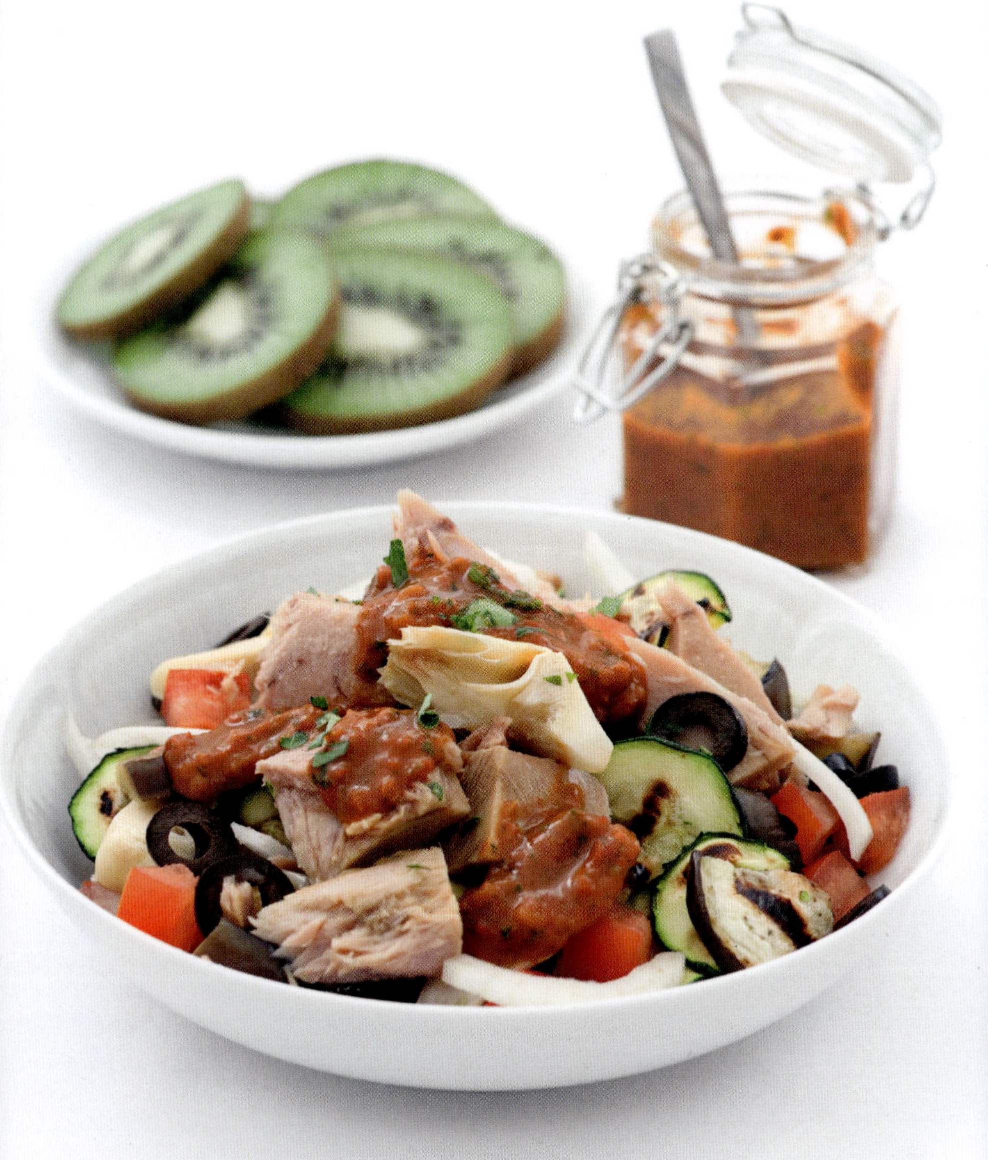

Insalata di tonno con pesto di pomodori secchi (*vedi* p. 150),
150 g di kiwi

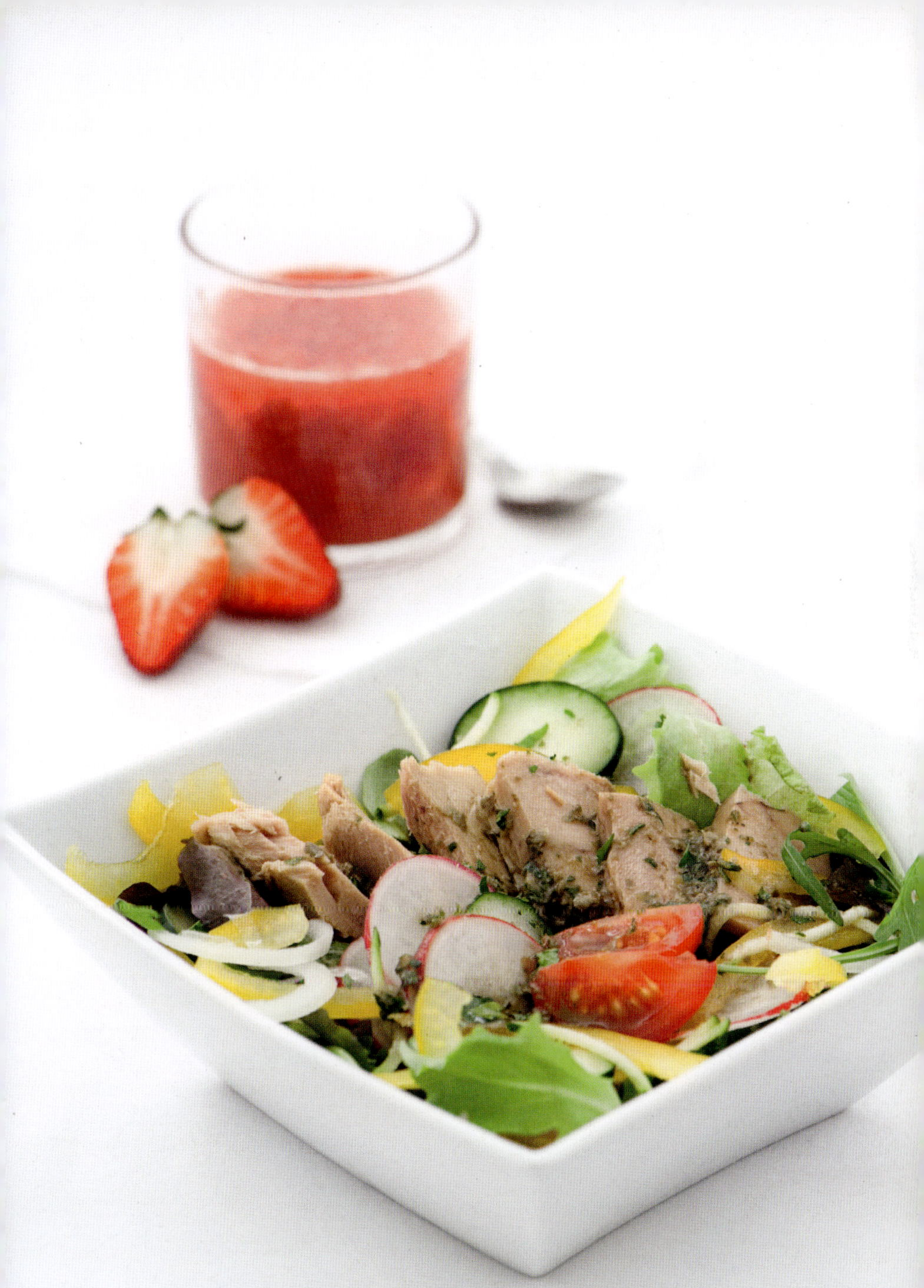

Insalata di tonno con vinaigrette ai capperi (*vedi* p. 151),
slush con 170 g di fragole

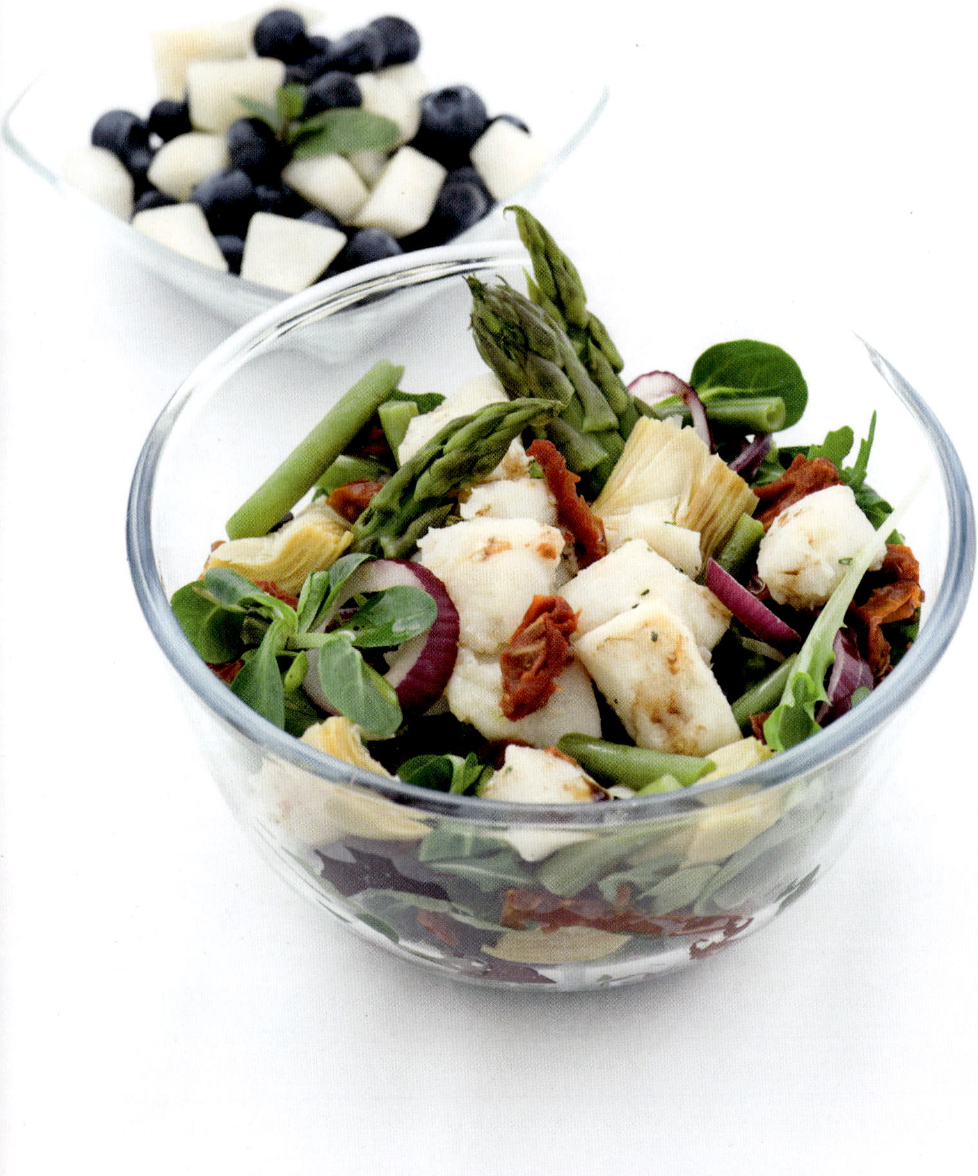

Insalata velocissima (*vedi* p. 152),
macedonia con 80 g di mirtilli e 50 g di pera

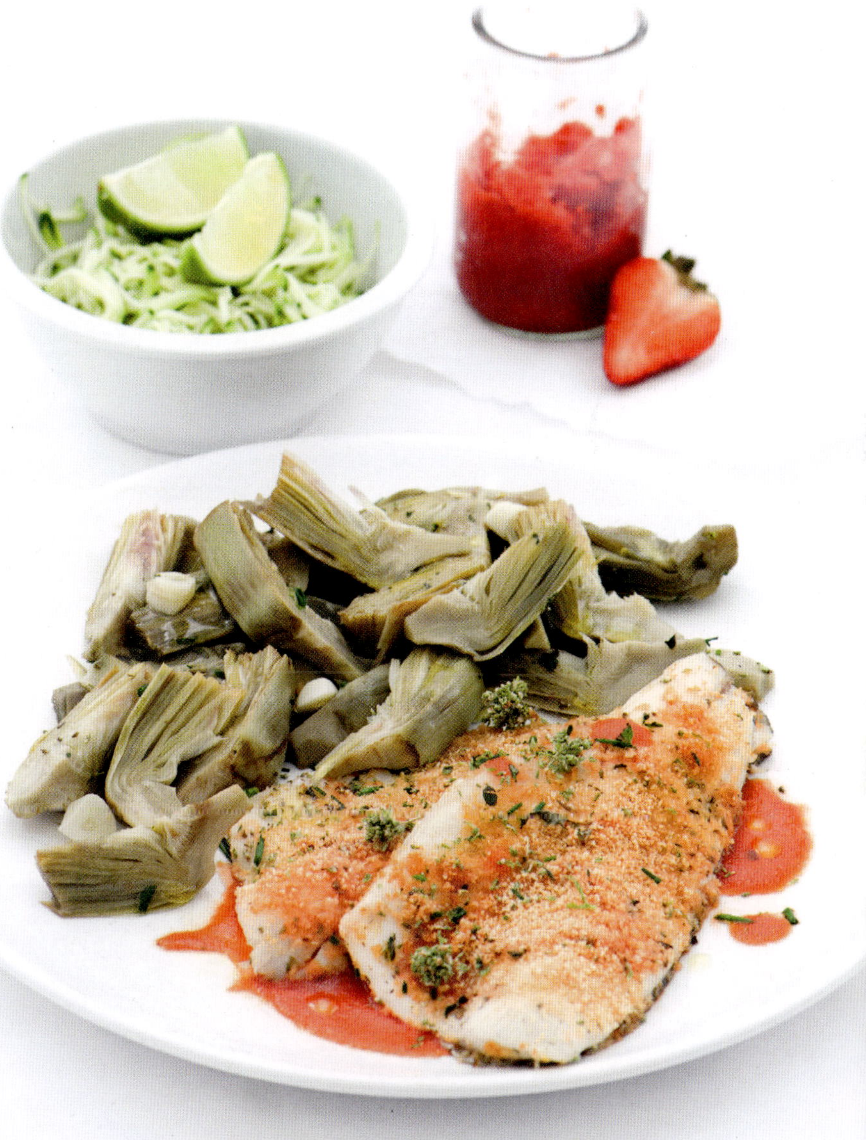

Branzino di Claudio (*vedi* p. 156),
julienne di zucchine, slush con 80 g di fragole

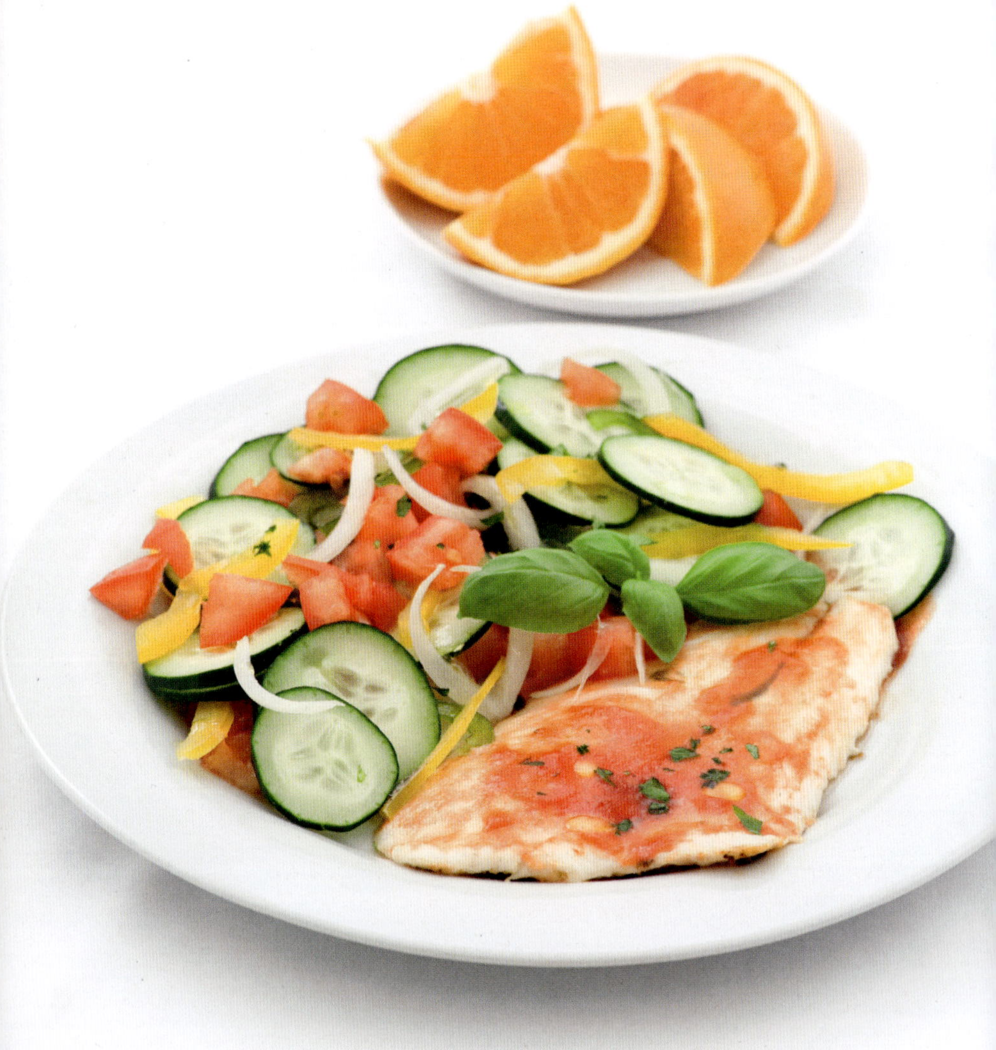

Merluzzo estivo (*vedi* p. 157), 100 g di arancia

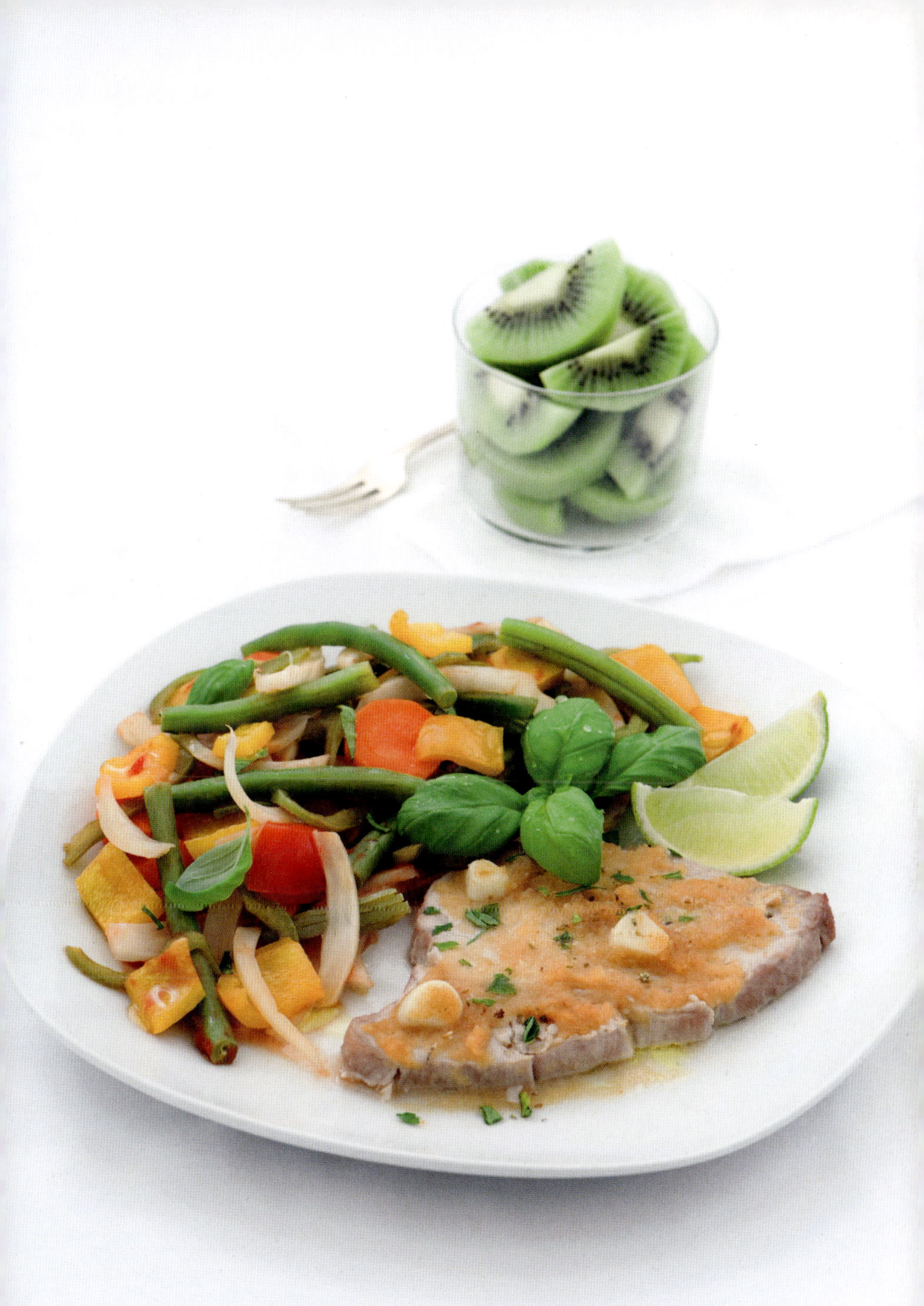

Misto di pesce e verdure (*vedi* p. 158), 100 g di kiwi

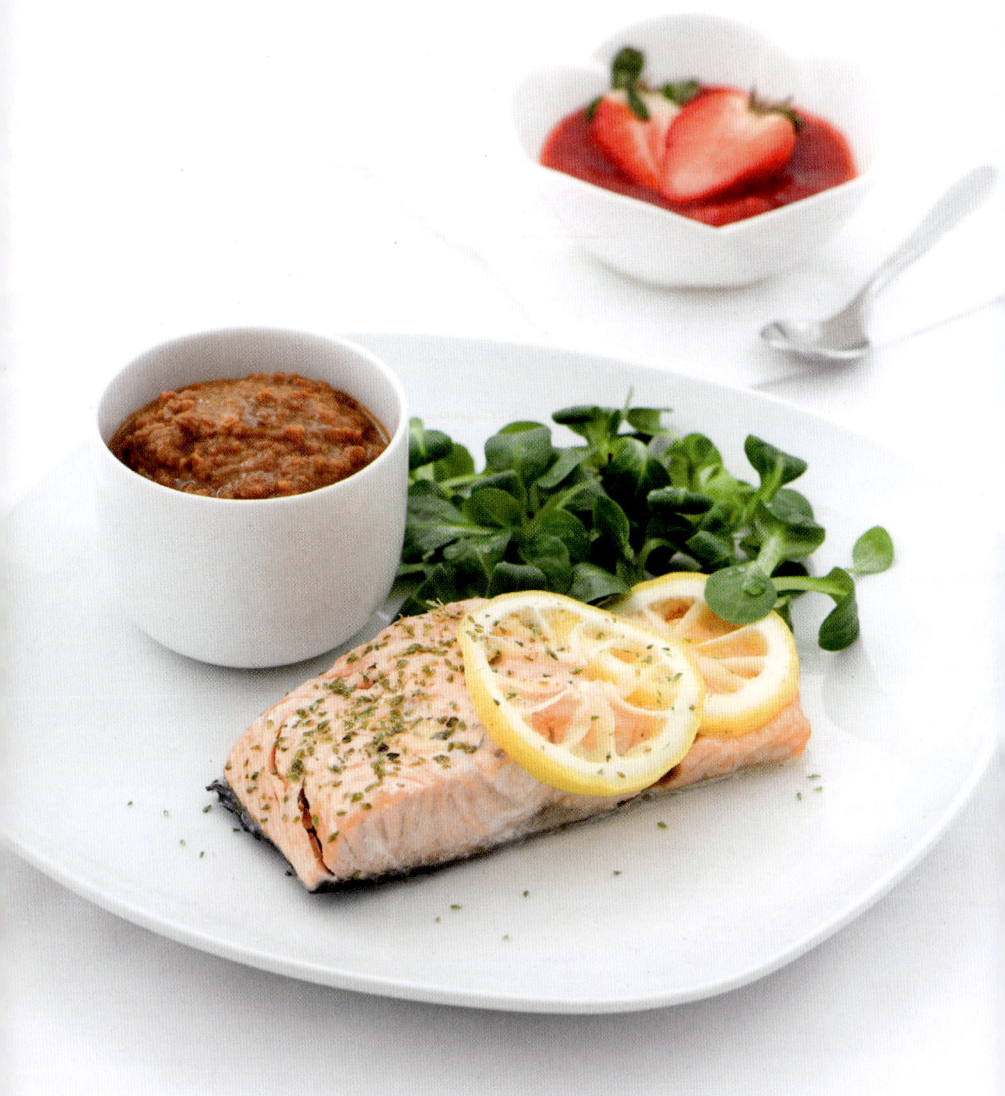

Salmone aromatico (*vedi* p. 159), sorbetto con 80 g di fragole

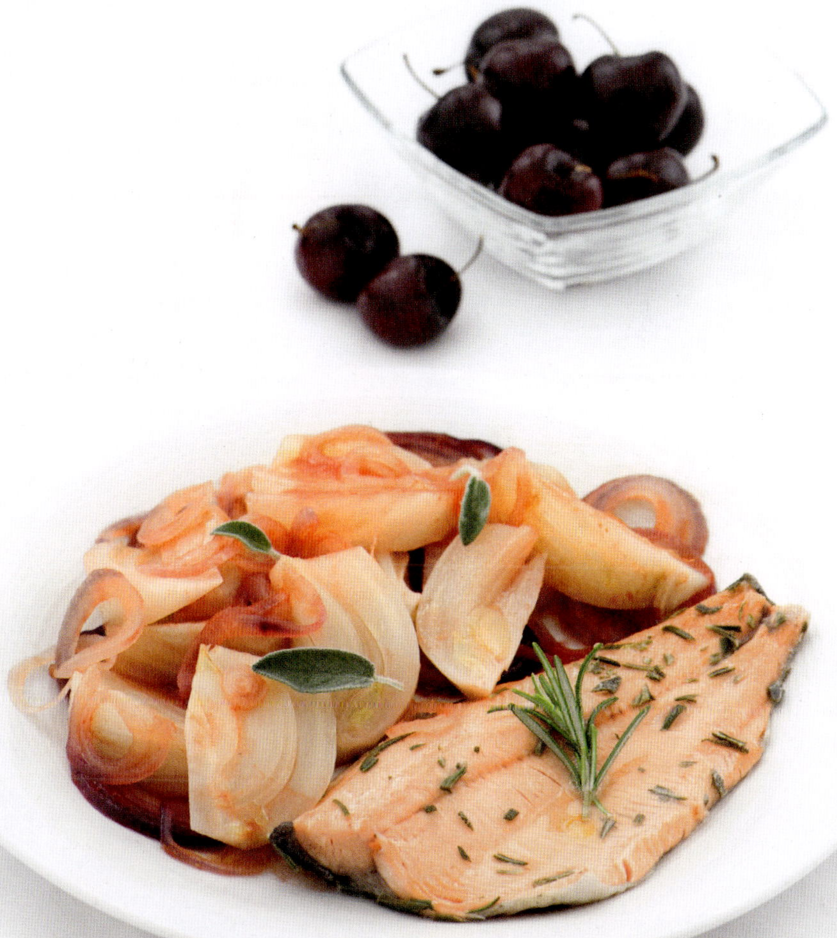

Trota salmonata con finocchi (*vedi* p. 164) al pomodoro, 100 g di ciliegie

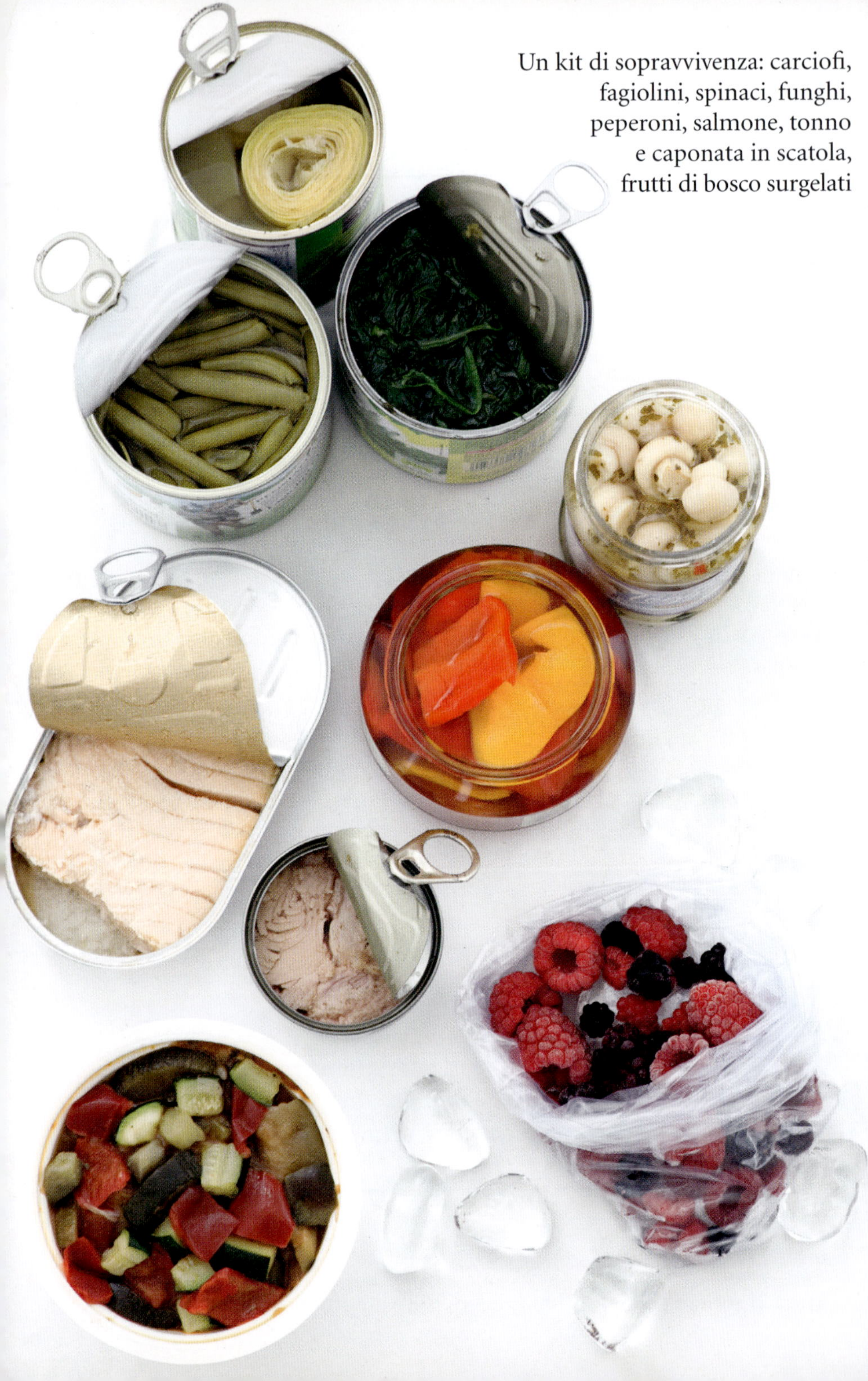

Un kit di sopravvivenza: carciofi, fagiolini, spinaci, funghi, peperoni, salmone, tonno e caponata in scatola, frutti di bosco surgelati

Halibut con finocchi al succo di arancia

120 o 160 g di filetto di halibut
200 g di cuori di finocchio
1 arancia rossa
6 ml di olio extravergine d'oliva
paprica
sale

Spremere l'arancia, mettere il succo in una ciotola, unire l'olio d'oliva e il sale e fare un'emulsione. Versarne due cucchiai sul pesce, cospargere con un pizzico di paprica e lasciar riposare 10 minuti.

Scaldare la griglia (o la padella per grigliare) a fiamma medio-alta.

Grigliare il pesce per circa 4 minuti da ogni lato.

Tagliare i finocchi sottilissimi, condirli con l'emulsione di olio e arancia rimasta e servirli come contorno al pesce.

Completare il pasto con una crema di verdure a scelta tra quelle elencate nel relativo capitolo.
Aggiungere la frutta: 80 g di arancia o 80 g di fragole.

Halibut con olive*

120 o 160 g di filetto di halibut
200 g di pomodori ciliegini
12 olive nere denocciolate
prezzemolo tritato fresco
½ bicchiere di vino bianco
brodo vegetale
sale

Tagliare i pomodorini a spicchi e le olive a rondelle e farli saltare in padella per circa 2 minuti con del brodo vegetale e poco sale.

Aggiungere il filetto di halibut e sfumare con il vino bianco. Aggiustare di sale.

Cuocere 5 minuti per parte, poi spolverizzare con il prezzemolo e servire.

Completare il pasto con una crema di verdure a scelta tra quelle elencate nel relativo capitolo.
Aggiungere la frutta: 100 g di ciliegie o 100 g di pera.

Halibut con verdure

120 o 160 g di filetto di halibut
50 g di cipolla
50 g di sedano
100 g di zucchine
100 g di passata di pomodoro
brodo vegetale
6 ml di olio extravergine d'oliva
sale

Pulire le verdure e tagliarle a dadini di circa 1 cm di lato.

Farle stufare in un tegame coperto per circa 7 minuti con del brodo vegetale.

Quando saranno cotte, aggiungere la passata di pomodoro e cuocere per altri 15 minuti. Aggiustare di sale.

Aggiungere il filetto di halibut e proseguire la cottura per 7 minuti circa. Unire l'olio e servire.

Completare il pasto con una crema di verdure a scelta tra quelle elencate nel relativo capitolo.
Aggiungere la frutta: 90 g di mela o 100 g di kiwi.

Involtini di merluzzo con spinaci*

120 o 160 g di filetto di merluzzo tagliato a fette sottili
200 g di spinaci
100 g di pomodorini
30 g di cipolla
1 spicchio d'aglio
timo
brodo vegetale
6 ml di olio extravergine d'oliva
sale, pepe

Lessare gli spinaci in acqua leggermente salata, scolarli e saltarli in padella con poco brodo vegetale caldo e lo spicchio d'aglio intero. Aggiustare di sale e pepe.

Disporre i filetti di merluzzo in una pirofila, sistemarvi sopra gli spinaci e condire con un filo di olio d'oliva.

Arrotolare i filetti di merluzzo formando dei piccoli involtini con dentro gli spinaci.

Coprirli con un foglio d'alluminio e infornarli a 180 °C per 7 minuti.

In una padella a parte, imbiondire la cipolla con poco brodo vegetale. Unire i pomodorini a pezzettini, salare, pepare e cospargerli con un po' di timo. Servire gli involtini caldi su un letto di pomodorini.

Completare il pasto con una crema di verdure a scelta tra quelle elencate nel relativo capitolo.
Aggiungere la frutta: slush con 150 g di pesca o 100 g di pera.

Merluzzo ai carciofi

120 o 160 g di filetto di merluzzo
200 g di carciofi
1 limone
1 spicchio d'aglio
1 manciata di prezzemolo
brodo vegetale
6 ml di olio extravergine d'oliva
sale, pepe

Pulire i carciofi togliendo le foglie esterne, tagliarli in spicchi sottili e metterli in acqua acidulata con un po' di succo di limone.

Tritare finemente l'aglio insieme alle foglie di prezzemolo, metterli in una ciotola e aggiungervi un pizzico di sale, 5 cucchiai d'acqua, una spolverata di pepe e 1 cucchiaino di olio. Mescolare fino a ottenere un'emulsione uniforme.

Scolare i carciofi e disporli in uno strato unico in una teglia foderata con carta da forno. Condirli con l'emulsione e metterli in forno a 180 °C per 10 minuti, girandoli a metà cottura.

Salare leggermente il filetto di pesce e disporlo nella teglia, aggiungendo se necessario un po' di brodo vegetale. Ricoprirlo con i carciofi e cuocere altri 10 minuti circa.

Trasferire il filetto nel piatto, irrorandolo con il resto del succo di limone e l'olio rimasto.

Completare il pasto con una crema di verdure a scelta tra quelle elencate nel relativo capitolo.
Aggiungere la frutta: 150 g di pompelmo o 90 g di mela.

Merluzzo ai peperoni

120 o 160 g di filetto di merluzzo
150 g di peperoni rossi
50 g di cipolla
1 cucchiaino di origano
1 spicchio d'aglio
brodo vegetale
6 ml di olio extravergine d'oliva
pepe

Scaldare poco brodo vegetale in un tegame antiaderente a fiamma media. Aggiungere i peperoni tagliati a striscioline e rosolarli per 3 minuti.

Unire la cipolla tagliata sottile, l'aglio, l'origano e cuocere per 1 minuto. Spostare le verdure ai bordi del tegame, aggiungere il filetto di merluzzo, coprire e cuocerlo 2 minuti per parte. Cospargere con il pepe.

Servire il pesce guarnito con le verdure aggiungendo l'olio.

Completare il pasto con una crema di verdure a scelta tra quelle elencate nel relativo capitolo.
Aggiungere la frutta: 90 g di mela o 100 g di kiwi.

Merluzzo alla provenzale*

120 o 160 g di filetto di merluzzo
150 g di pomodori
50 g di peperoni gialli
1 cucchiaio di crusca d'avena
1 cucchiaio di prezzemolo tritato
qualche foglia di basilico tritata
6 ml di olio extravergine d'oliva
sale, pepe

Tagliare i pomodori a fettine di 1 cm di spessore e sistemarli in una pirofila foderata con carta da forno.

Eliminare i semi dai peperoni, tagliarli a julienne e disporli sopra i pomodori.

Condire il filetto di merluzzo con l'olio e appoggiarlo sopra i pomodori e i peperoni. Mescolare il prezzemolo con il basilico e la crusca d'avena, salare e pepare e coprire il merluzzo e le verdure con il composto ottenuto.

Gratinare in forno a circa 200 °C per 15 minuti e servire.

Completare il pasto con una crema di verdure a scelta tra quelle elencate nel relativo capitolo.
Aggiungere la frutta: 120 g di arancia o 130 g di albicocche.

Merluzzo con caviale di melanzane

120 o 160 g di filetto di merluzzo
150 g di melanzane
100 g di polpa di pomodoro
12 olive nere denocciolate
1 spicchio d'aglio
origano
peperoncino
sale

Mettere in una padella la polpa di pomodoro, l'aglio, l'origano, poco peperoncino e una presa di sale.

Coprire e cuocere a fiamma media per circa 15 minuti aggiungendo, se occorre, un po' d'acqua.

Lavare le melanzane e tagliarle a fettine. Ricoprire di sale fino il fondo di una padella antiaderente e cuocervi le melanzane per 2 minuti circa. Lasciarle raffreddare e tritarle.

Mettere il filetto di merluzzo nel sugo di pomodoro, coprire e cuocere per circa 10 minuti.

Disporre il filetto sul piatto di portata coprendolo con il caviale di melanzane e le olive tagliate a rondelle.

Completare il pasto con una crema di verdure a scelta tra quelle elencate nel relativo capitolo.
Aggiungere la frutta: 180 g di arancia o 190 g di albicocche.

Merluzzo con crema di broccoli e maggiorana

120 o 160 g di filetto di merluzzo
200 g di broccoli
1 limone
1 spicchio d'aglio (facoltativo)
2 cucchiai di maggiorana
qualche foglia di basilico
brodo vegetale
6 ml di olio extravergine d'oliva
sale, pepe

Marinare il merluzzo per 2 minuti con il succo di limone, il sale e il pepe, poi scolarlo.

Portare a ebollizione dell'acqua con un po' di sale e lessare i broccoli fino a quando saranno teneri (circa 8 minuti). Scolarli.

Metterli in un recipiente e unire la maggiorana, il basilico e l'aglio. Frullarli con le erbe aggiungendo a poco a poco l'olio e il brodo vegetale fino a ottenere la consistenza desiderata.

Adagiare il merluzzo in una pirofila rivestita con carta da forno. Cuocere in forno a 200 °C per 8 minuti.

Servire il pesce accompagnato dalla crema di broccoli.

Completare il pasto con una crema di verdure a scelta tra quelle elencate nel relativo capitolo.
Aggiungere la frutta: 100 g di kiwi o 100 g di clementine.

Merluzzo con pomodori ciliegini

120 o 160 g di filetto di merluzzo
200 g di pomodori ciliegini
12 olive nere denocciolate
1 limone
qualche foglia di basilico
sale, pepe

Pulire e asciugare i pomodorini.

Marinare il merluzzo per circa 10 minuti in una salsina preparata con il limone, il sale e il pepe.

Adagiarlo in una pirofila, distribuendo intorno i pomodori e le olive. Salare e pepare.

Cuocere il pesce in forno preriscaldato a 200 °C per circa 8-10 minuti.

Sfornare, cospargere con le foglie di basilico sminuzzate e servire subito.

Completare il pasto con una crema di verdure a scelta tra quelle elencate nel relativo capitolo.
Aggiungere la frutta: 190 g di albicocche o 100 g di arancia.

Merluzzo con rape e cipolla

120 o 160 g di merluzzo
150 g di rapa bianca
50 g di cipolla
erbe aromatiche (timo, origano)
brodo vegetale
6 ml di olio extravergine d'oliva
sale, pepe

Far scaldare poco brodo vegetale in una pentola e aggiungervi le rape sbucciate e la cipolla tagliate a fettine sottili.

Unire il sale, il pepe e le erbe aromatiche e cuocere per 10 minuti.

Tagliare il merluzzo a pezzettini e metterlo insieme alle verdure. Aggiungere poco brodo vegetale, coprire la pentola e cuocere a fiamma bassa per 10 minuti, fino a completa cottura delle verdure e del pesce.

Servire condito con l'olio crudo.

Completare il pasto con una crema di verdure a scelta tra quelle elencate nel relativo capitolo.
Aggiungere la frutta: 100 g di clementine o 90 g di mela.

Merluzzo con zucchine

120 o 160 g di filetto di merluzzo
200 g di zucchine
1 limone
1 spicchio d'aglio
1 ciuffo di prezzemolo
brodo vegetale
6 ml di olio extravergine d'oliva
sale e pepe

Far marinare per 5 minuti il filetto di merluzzo con il succo di mezzo limone.

Tagliare a dadini le zucchine e farle saltare in una padella antiaderente con l'aglio e poco brodo vegetale bollente.

Quando saranno cotte, metterle da parte e usare la stessa padella per cuocere il filetto di merluzzo per 5 minuti circa.

Eliminare l'aglio, aggiustare di sale e pepe e aggiungere le zucchine con il succo di limone rimasto. Cuocere per altri 2 minuti.

Da ultimo cospargere con il prezzemolo tritato e irrorare con l'olio d'oliva.

Completare il pasto con una crema di verdure a scelta tra quelle elencate nel relativo capitolo.
Aggiungere la frutta: 120 g di mela o 100 g di pera

Merluzzo in salsa di funghi

120 o 160 g di filetto di merluzzo
200 g di funghi misti surgelati
12 g di olive nere denocciolate
20 g di cipolla
3 cucchiai di yogurt naturale magro
2 cucchiai di prezzemolo
aceto balsamico
brodo vegetale
sale

Mettere il filetto di merluzzo in una teglia da forno con poco brodo vegetale. Spruzzarlo leggermente con l'aceto balsamico e cospargerlo con le olive tritate grossolanamente. Cuocere in forno a 160 °C per 15-20 minuti.

Scongelare i funghi nel microonde e spadellarli per 6 minuti con un po' di brodo vegetale e poco sale.

A cottura ultimata, frullarli con il prezzemolo, la cipolla, lo yogurt e un altro po' di brodo.

Servire il merluzzo con la salsa di funghi.

Completare il pasto con una crema di verdure a scelta tra quelle elencate nel relativo capitolo.
Aggiungere la frutta: 125 g di prugne o 100 g di pera.

Merluzzo saporito

120 o 160 g di filetto di merluzzo
100 g di peperoni rossi
50 g di carota
50 g di sedano
20 g di cipolla tritata
2 cucchiai di crusca d'avena
origano, rosmarino, basilico, maggiorana essiccati
brodo vegetale
6 ml di olio extravergine d'oliva
sale

Mescolare la crusca d'avena con le erbe e poco sale, e passare il composto sul filetto di pesce (come una impanatura).

Mettere il brodo vegetale in una padella e farvi dorare il pesce per 8 minuti.

Tritare la cipolla, tagliare a dadini il sedano, la carota e i peperoni e farli saltare in una padella con poco brodo vegetale. Cuocere a fiamma moderata per circa 15 minuti.

Servire il merluzzo con l'olio crudo accompagnato dalle verdure.

Completare il pasto con una crema di verdure a scelta tra quelle elencate nel relativo capitolo.
Aggiungere la frutta: 80 g di arancia o 80 g di kiwi.

Merluzzo ubriaco

120 o 160 g di filetto di merluzzo
150 g di pomodori pelati
50 g di cipolla
origano, prezzemolo, timo
1 bicchierino di vino bianco secco
brodo vegetale
6 ml di olio extravergine d'oliva
sale, pepe

Tritare la cipolla e farla imbiondire in una padella con un po' di brodo vegetale. Aggiungere il merluzzo e cuocerlo per 2 minuti circa.

Bagnare con il vino bianco, salare e pepare. Rigirare il filetto di tanto in tanto. Quando il vino sarà evaporato, aggiungere i pomodori pelati tagliati a pezzi molto piccoli.

Ultimare la cottura per 6 minuti circa, aggiungere l'olio, le erbe aromatiche e servire.

Completare il pasto con una crema di verdure a scelta tra quelle elencate nel relativo capitolo.
Aggiungere la frutta: 150 g di pompelmo o 90 g di mela.

Merluzzo verde

120 o 160 g di filetto di merluzzo
200 g di broccoli puliti
scorza di limone
brodo vegetale
6 ml di olio extravergine d'oliva
pepe in grani, meglio se rosa

Far bollire i broccoli in abbondante acqua salata per 10 minuti circa, poi frullare le cimette con brodo vegetale in modo da ottenere la giusta densità.

Cuocere al vapore il merluzzo per 15 minuti circa.

Mettere la salsa di broccoli sul fondo del piatto di portata e adagiarvi il filetto di merluzzo.

Cospargere con la scorza di limone grattugiata, una spolverata di pepe e l'olio d'oliva.

Completare il pasto con una crema di verdure a scelta tra quelle elencate nel relativo capitolo.
Aggiungere la frutta: 160 g di arancia o 100 g di ciliegie.

Pesce spada al forno con caponata

120 o 160 g di pesce spada
100 g di peperoni rossi
100 g di melanzane
50 g di zucchine
brodo vegetale
6 ml di olio extravergine d'oliva
sale

Pulire le verdure e tagliarle a pezzettini.

Far scaldare del brodo vegetale in una padella e aggiungere le verdure. Cuocerle per 6 minuti circa (a seconda della grandezza dei pezzi).

Disporre i tranci di pesce spada in una pirofila rivestita con un foglio di alluminio, salare e aggiungere l'olio. Unire anche le verdure.

Richiudere il cartoccio e cuocere in forno preriscaldato a 180 °C per 10 minuti.

Completare il pasto con una crema di verdure a scelta tra quelle elencate nel relativo capitolo.
Aggiungere la frutta: 150 g di arancia o 100 g di ciliegie.

Pesce spada all'arancia con insalata di finocchi

120 o 160 g di pesce spada
200 g di cuori di finocchio
50 g di misticanza
2 arance
aceto balsamico
brodo vegetale
6 ml di olio extravergine d'oliva
sale, pepe

Scaldare in una padella poco brodo vegetale. Aggiungere il pesce spada e cuocerlo per 5 minuti.

Aggiungere il succo di 1 arancia e continuare la cottura per altri 5 minuti, lasciando evaporare quasi completamente il succo. Disporre il pesce su un piatto e pepare.

Mettere poco brodo vegetale nella padella del pesce mescolandolo con il liquido di cottura. Far addensare leggermente e irrorare il pesce con il sughetto ottenuto.

Preparare un'emulsione con il succo della seconda arancia, sale, alcune gocce di aceto balsamico e olio.

Tagliare i cuori di finocchio a fettine sottili e disporli in una ciotola insieme alla misticanza. Condire con l'emulsione e lasciar riposare 10-15 minuti.

Servire il pesce accompagnato dall'insalata.

Completare il pasto con una crema di verdure a scelta tra quelle elencate nel relativo capitolo.
Aggiungere la frutta: 220 g di pompelmo o 100 g di ciliegie.

Pesce spada alla siciliana

120 o 160 g di pesce spada
200 g di pomodori pelati
1 spicchio d'aglio
1 cucchiaio di prezzemolo tritato
timo, maggiorana, basilico
brodo vegetale
6 ml di olio extravergine d'oliva
sale, pepe

Marinare il pesce spada in un'emulsione preparata con l'olio, il timo e la maggiorana. Riporlo in frigorifero e lasciarlo riposare 10 minuti.

Far saltare l'aglio e il basilico per 1 minuto con poco brodo vegetale.

Aggiungere i pomodori tagliati a cubetti e cuocere per 10 minuti.

Unire il pesce spada e cuocerlo 5 minuti circa da ogni lato. Regolare il sale, il pepe, cospargere con il prezzemolo tritato e servire.

Completare il pasto con una crema di verdure a scelta tra quelle elencate nel relativo capitolo.
Aggiungere la frutta: 220 g di pompelmo o 150 g di clementine.

Pesce spada alle zucchine*

120 o 160 g di pesce spada
150 g di zucchine
50 g di scalogno
12 olive nere denocciolate
brodo vegetale
sale, pepe

Lavare e mondare le zucchine tagliandole a julienne.

In una padella portare a ebollizione poco brodo vegetale e farvi dorare lo scalogno per 5 minuti.

Aggiungere le zucchine e cuocerle a fuoco vivo per 4 minuti.

Tagliare a cubetti il pesce spada, unirlo alle zucchine e aggiungere le olive.

Cuocere per altri 5 minuti aggiustando di sale e pepe.

Servire ben caldo.

Completare il pasto con una crema di verdure a scelta tra quelle elencate nel relativo capitolo.
Aggiungere la frutta: 120 g di macedonia di fragole e pere.

Pesce spada primavera

120 o 160 g di pesce spada
100 g di asparagi
100 g di melanzane
2 cucchiai di yogurt naturale magro
erba cipollina
brodo vegetale
6 ml di olio extravergine d'oliva
sale

Eliminare la parte più legnosa degli asparagi e tagliarli a rondelle; tagliare le melanzane a cubetti.

Disporre il pesce spada in una teglia rivestita con un foglio di alluminio con poco brodo vegetale e cospargere un po' di erba cipollina.

Chiudere il cartoccio e cuocere in forno preriscaldato a 180 °C per 10-15 minuti

Mettere poco brodo vegetale in una pentola. Dopo 5 minuti aggiungere i cubetti di melanzane e gli asparagi.

Cuocere per 7 minuti, aggiungendo se necessario brodo vegetale per ultimare la cottura.

Frullare le verdure, aggiungere lo yogurt, l'erba cipollina rimasta ed eventualmente sale.

Servire il pesce condito con l'olio e accompagnato dal purè di verdure.

Completare il pasto con una crema di verdure a scelta tra quelle elencate nel relativo capitolo.
Aggiungere la frutta: 250 g di fragole o 150 g di clementine.

Ratatouille di rombo*

120 o 160 g di rombo
50 g di sedano
100 g di zucchine
100 g di melanzane
30 g di cipolla
50 g di pomodori ciliegini
1 ciuffo di basilico
brodo vegetale
6 ml di olio extravergine d'oliva

Tagliare il sedano e la cipolla a fettine e farli saltare con poco brodo vegetale per 6 minuti circa.

Tagliare le melanzane e le zucchine a cubetti e i pomodorini a metà e unirli alla cipolla e al sedano, cuocendoli per 7 minuti circa.

Aggiungere il rombo tagliato a cubetti e poco brodo vegetale se il liquido di cottura non basta.

Cuocere 5 minuti, o finché la cottura è sufficiente.

Servire cospargendo di basilico tritato e olio d'oliva.

Completare il pasto con una crema di verdure a scelta tra quelle elencate nel relativo capitolo.
Aggiungere la frutta: 130 g di albicocche o 100 g di clementine.

Rombo al limone e carciofi

160 g di rombo
200 g di cuori di carciofo
1 limone
½ spicchio di aglio
prezzemolo
brodo vegetale
6 ml di olio extravergine d'oliva
sale

Scaldare l'aglio con un po' di brodo vegetale per 2 minuti in una padella.

Eliminare l'aglio, mettere il pesce nella padella e farlo saltare per 1 minuto.

Aggiungere il succo del limone allungato con poca acqua. Coprire e cuocere per circa 8-10 minuti.

Portare a ebollizione dell'acqua con un po' di sale e i gambi del prezzemolo. Immergervi i cuori di carciofo e cuocerli per 10 minuti circa, finché non saranno morbidi. Scolarli e farli sgocciolare per 2 minuti.

Irrorare il pesce con il liquido di cottura, condire con l'olio e il prezzemolo tritato e servirlo con il contorno di carciofi.

Completare il pasto con una crema di verdure a scelta tra quelle elencate nel relativo capitolo.
Aggiungere la frutta: 150 g di pompelmo o 120 g di arancia.

ROMBO AL PROFUMO DI FUNGHI

120 o 160 g di rombo
200 g di funghi freschi
50 g di cipolla
⅓ di bicchiere di vino bianco secco
1 ciuffo di prezzemolo
brodo vegetale
6 ml di olio extravergine d'oliva

Tagliare i funghi a fettine e farli saltare in una padella con la cipolla tagliata sottile per 5 minuti circa. Se necessario, aggiungere del brodo vegetale.

Disporli in un piatto, aggiungere l'olio e tenere in caldo.

Mettere il rombo nella stessa padella e sfumare con il vino bianco. Cuocere per 10 minuti circa, aggiungendo un po' di brodo vegetale per ultimare la cottura.

Adagiare il rombo sopra le verdure e cospargere con un filo d'olio e il prezzemolo tritato.

Completare il pasto con una crema di verdure a scelta tra quelle elencate nel relativo capitolo.
Aggiungere la frutta: 130 g di albicocche o 120 g di arancia.

Rombo con asparagi

120 o 160 g di rombo
150 g di punte di asparagi
50 g di polpa di pomodoro
30 g di cipolla
1 gambo di sedano
1 spicchio d'aglio
brodo vegetale
6 ml di olio extravergine d'oliva
pepe

In una padella mettere a scaldare poco brodo vegetale e farvi dorare la cipolla tagliata sottile e lo spicchio d'aglio intero.

Tagliare le punte di asparagi a metà e il sedano a rondelle, poi unirli alla cipolla e all'aglio. Cuocere a fiamma bassa per 5 minuti, poi togliere l'aglio.

Unire la polpa di pomodoro, il rombo tagliato a cubetti e aggiungere ancora un po' di brodo vegetale e del pepe.

Cuocere fino a raggiungere la cottura desiderata (circa 7 minuti). Aggiungere l'olio prima di servire.

Completare il pasto con una crema di verdure a scelta tra quelle elencate nel relativo capitolo.
Aggiungere la frutta: 100 g di ciliegie o 130 g di albicocche.

Rombo con verdure al vino bianco

120 o 160 g di rombo
50 g di peperoni rossi
100 g di zucchine
50 g di pomodoro
30 g di cipolla
12 olive nere denocciolate
1 ciuffo di prezzemolo
⅓ di bicchiere di vino bianco secco
brodo vegetale
sale, pepe nero

Tagliare la cipolla, i peperoni e le zucchine a julienne.

Saltare i peperoni in una padella con poco brodo vegetale, poi aggiungere le zucchine e la cipolla cuocendo per 10 minuti circa.

In un'altra padella portare a ebollizione poco brodo vegetale e mettervi il rombo. Aggiungere il vino e lasciar evaporare a fiamma medio-alta per 5 minuti circa.

Aggiungere il pomodoro tagliato a dadini e le olive tagliate a metà. Unire anche le verdure rosolate precedentemente e cuocere a fiamma media per 5 minuti, aggiustando il sale e il pepe.

Disporre il rombo al centro del piatto di portata, coprire con le verdure e servirlo guarnito con il prezzemolo tritato.

Completare il pasto con una crema di verdure a scelta tra quelle elencate nel relativo capitolo.
Aggiungere la frutta: 150 g di pesca o 100 g di pera.

Salmone al forno con timo e carciofi

120 o 160 g di salmone
200 g di carciofi puliti
1 limone
2 rametti di timo
6 ml di olio extravergine d'oliva
sale, pepe

Tagliare i carciofi a julienne e condirli con un'emulsione ottenuta mescolando il succo del limone, il timo, l'olio e il sale.

Disporre il salmone su un foglio di alluminio, salare e pepare. Unire i carciofi conditi.

Chiudere il cartoccio e cuocere in forno a 200 °C per 15 minuti circa.

Togliere dal forno, far riposare 2 minuti e servire.

Completare il pasto con una crema di verdure a scelta tra quelle elencate nel relativo capitolo.
Aggiungere la frutta: 100 g di mela o 100 g di kiwi.

Salmone al lime, sedano e finocchio

120 o 160 g di filetto di salmone
100 g di sedano bianco
100 g di cuori di finocchio
2 lime
1 ciuffo di prezzemolo
brodo vegetale
6 ml di olio extravergine d'oliva
sale grosso, pepe rosa in grani

Marinare il filetto di salmone con il succo di 1 lime e il pepe frantumato con il batticarne.

Tagliare a julienne il sedano e i finocchi.

Preparare un'emulsione con brodo vegetale, il succo di mezzo lime e l'olio. Aggiustare il sapore e frullare fino a renderla omogenea.

Condire le verdure con l'emulsione e metterle a riposare in frigorifero.

Disporre il salmone sulla piastra del forno foderata di carta da forno, sistemare intorno il lime rimasto tagliato a fettine e cospargere con un cucchiaino di sale grosso.

Cuocere in forno preriscaldato a 220 °C per 5-6 minuti circa. Togliere il salmone dal forno e servirlo con il prezzemolo tritato.

Accompagnare con l'insalata di sedano e finocchi.

Completare il pasto con una crema di verdure a scelta tra quelle elencate nel relativo capitolo.
Aggiungere la frutta: 200 g di arancia o 100 g di ciliegie.

Salmone all'arancia con finocchi

120 o 160 g di filetto di salmone
200 g di finocchi
1 arancia
brodo vegetale
6 ml di olio extravergine d'oliva
sale, pepe

Portare a ebollizione 1 litro di acqua salata. Abbassare la fiamma e cuocervi il salmone a fiamma bassa per 6 minuti circa. Scolarlo, asciugarlo e tenerlo in caldo.

Tagliare i finocchi a fettine sottili e metterli in una padella con pochissimo brodo vegetale.

Coprire e cuocere per circa 6 minuti a fiamma molto bassa badando che non si attacchino, aggiungendo altro brodo se necessario.

Preparare un'emulsione con il succo di arancia, il sale, poco pepe e l'olio.

Mettere i finocchi in un piatto, disporvi sopra il salmone e irrorare con l'emulsione.

Completare il pasto con una crema di verdure a scelta tra quelle elencate nel relativo capitolo.
Aggiungere la frutta: 80 g di arancia o 170 g di fragole.

Salmone aromatico con salsa di peperoni*

120 o 160 g di filetto di salmone
200 g di peperoni di diversi colori
2 lime
4 cucchiai di yogurt naturale magro
1 cucchiaio di crusca d'avena
1 mazzolino di erbe aromatiche
(erba cipollina, maggiorana, timo, origano)
brodo vegetale
6 ml di olio extravergine d'oliva

Tritare finemente le erbe aromatiche, metterle in una scodella unendo la crusca d'avena e la scorza grattugiata di un lime.

Passare il filetto di salmone nella miscela ottenuta facendola aderire in modo uniforme.

Disporlo in una teglia rivestita di carta da forno e irrorarlo con l'olio miscelato con il succo di ½ lime.

Cuocere in forno preriscaldato a 200 °C per circa 7 minuti, o comunque fino a che il salmone sarà cotto.

Nel frattempo, lavare i peperoni privandoli dei semi. Frullarli con lo yogurt e un po' di brodo vegetale in modo da ottenere una salsa di giusta consistenza.

Servire il salmone con la salsa di peperoni.

Completare il pasto con una crema di verdure a scelta tra quelle elencate nel relativo capitolo.
Aggiungere la frutta: 70 g di lamponi o 50 g di mela.

Salmone con asparagi

120 o 160 g di salmone fresco
200 g di asparagi
1 limone
poco prezzemolo
aceto balsamico
brodo vegetale
6 ml di olio extravergine d'oliva
sale, pepe, peperoncino (meglio se fresco)

Marinare il filetto di salmone per circa 15 minuti con il succo del limone, prezzemolo, sale, pepe e peperoncino.

Pulire gli asparagi e lessarli in acqua salata per circa 6 minuti.

Tagliare le punte e metterle da parte. Frullare i gambi con brodo vegetale fino a ottenere la densità voluta.

Grigliare il salmone per 3 minuti.

Condire le punte degli asparagi con olio e aceto.

Versare nel piatto la salsa ottenuta con i gambi degli asparagi, adagiarvi il trancio di salmone e ultimare con le punte.

Completare il pasto con una crema di verdure a scelta tra quelle elencate nel relativo capitolo.
Aggiungere la frutta: 200 g di pompelmo o 100 g di pera.

Salmone con caponata di pomodoro

120 o 160 g di salmone fresco
200 g di pomodori pelati
15 g di cipolla (facoltativa)
1 piccolo spicchio d'aglio (facoltativo)
basilico, origano
6 ml di olio extravergine d'oliva
sale

Lasciar sgocciolare i pomodori e tagliarli a pezzettini.

Unire il basilico, un po' di origano, l'olio, la cipolla tagliata finissima, lo spicchio d'aglio intero e aggiustare il sale.

Lasciar riposare per 15 minuti. Nel frattempo, grigliare il filetto di salmone per circa 4 minuti da ogni lato.

Servire coperto con la caponata di pomodoro.

Completare il pasto con una crema di verdure a scelta tra quelle elencate nel relativo capitolo.
Aggiungere la frutta: 200 g di pompelmo o 120 g di pera.

Salmone con peperoni

120 o 160 g di salmone
50 g di peperoni gialli
50 g di peperoni verdi
50 g di cipolla
1 limone
brodo vegetale
6 ml di olio extravergine d'oliva
sale, pepe bianco

Far marinare il salmone per 10 minuti circa con il succo di mezzo limone e un pizzico di sale.

Pulire e tagliare a spicchi la cipolla. Pulire i peperoni togliendo i semi e tagliarli a julienne.

Scaldare poco brodo vegetale in una padella e farvi dorare la cipolla per 5 minuti circa. Unire i peperoni e farli saltare a fuoco vivo per 5 minuti, mescolandoli continuamente, poi spegnere il fuoco e condire con un pizzico di sale e la scorza di mezzo limone grattugiata.

Scaldare una piastra e cuocere i tranci di salmone per 3 minuti da ogni lato, o di più a seconda dello spessore.

Quando saranno cotti, disporre nel piatto un letto di peperoni e adagiarvi il salmone. Condire con olio, pepe e la rimanente scorza di limone grattugiata.

Completare il pasto con una crema di verdure a scelta tra quelle elencate nel relativo capitolo.
Aggiungere la frutta: 100 g di pera o 100 g di kiwi.

Salmone con zucchine

120 o 160 g di filetto di salmone
200 g di zucchine piccole e tenere
2 cucchiai di crusca d'avena
2 cucchiai di prezzemolo
scorza grattugiata di 1 limone
brodo vegetale
6 ml di olio extravergine d'oliva
sale, pepe

Mescolare in una ciotola la crusca d'avena, il prezzemolo tritato, metà della scorza di limone grattugiata. Salare e pepare.

Ricavare due scaloppe dal filetto di salmone e passarle nel composto d'avena. Disporle in una teglia, irrorare con poco olio e cuocerle in forno preriscaldato a 200 °C per 10 minuti circa.

Nel frattempo lavare le zucchine e tagliarle con una mandolina a rondelle dello spessore di circa 4 mm.

Farle saltare in padella a fiamma medio-alta con un cucchiaio di brodo vegetale per 6 minuti circa (dovranno rimanere croccanti). Verso fine cottura pepare e, se necessario, aggiustare di sale.

Spegnere il fuoco e aggiungere la scorza di limone rimasta. Disporre il salmone sul letto di zucchine e servire ben caldo.

Completare il pasto con una crema di verdure a scelta tra quelle elencate nel relativo capitolo.
Aggiungere la frutta: 90 g di mela o 100 g di clementine.

Scaloppa di branzino agli agrumi

120 o 160 g di filetto di branzino
200 g di finocchi
succo di ½ arancia
succo di ½ limone
brodo vegetale
6 ml di olio extravergine d'oliva
sale

Ricavare due scaloppe dal filetto di branzino, condire con il sale.

Scaldare una padella antiaderente e farvi saltare le scaloppe per 3 minuti da ogni lato.

Tagliare i finocchi a fettine sottili e farli saltare 3 minuti con un po' di brodo vegetale.

Preparare un'emulsione con il succo di arancia e di limone, un pizzico di sale e l'olio.

Disporre il branzino e i finocchi su un piatto di portata e irrorare con l'emulsione.

Completare il pasto con una crema di verdure a scelta tra quelle elencate nel relativo capitolo.
Aggiungere la frutta: 120 g di arancia o 100 g di kiwi.

Tagliata di salmone al forno

120 o 160 g di filetto di salmone
200 g di spinaci surgelati
50 g di porri
succo di ½ limone
maggiorana, salvia
brodo vegetale
6 ml di olio extravergine d'oliva
sale

Pulire i porri, togliere la parte verde e stufarli in una pentola con acqua salata per 10 minuti circa. Aggiungere brodo vegetale se necessario.

Scongelare gli spinaci, strizzarli e saltarli in una padella con brodo vegetale.

Mettere gli spinaci in una terrina monoporzione, coprirli con i porri e disporvi sopra il filetto di salmone.

Mescolare l'olio con il sale, la maggiorana, la salvia e il succo di limone e versare il composto sul salmone.

Preriscaldare il forno a 200 °C, infornare e cuocere per 7-8 minuti circa.

Togliere dal forno, lasciar riposare 5 minuti e servire.

Completare il pasto con una crema di verdure a scelta tra quelle elencate nel relativo capitolo.
Aggiungere la frutta: 100 g di pera o 150 g di pesca.

Tagliata di tonno con zucchine

120 o 160 g di tonno
200 g di zucchine
1 cucchiaio di crusca d'avena
½ cucchiaio di capperi
1 ciuffo di prezzemolo
6 ml di olio extravergine d'oliva
sale, pepe

Pulire le zucchine e tagliarle a julienne.

Tritare il prezzemolo con i capperi e aggiungerli alle zucchine. Salare e pepare.

Passare il tonno nella crusca di avena, poi saltarlo in una padella antiaderente per 3 minuti da ogni lato. Ultimare la cottura per 2 minuti.

Unire la julienne di zucchine, l'olio e servire ben caldo.

Completare il pasto con una crema di verdure a scelta tra quelle elencate nel relativo capitolo.
Aggiungere la frutta: 100 g di pera o 150 g di pesca.

Tonno al forno*

120 o 160 g di tonno
150 g di pomodori pachino o ciliegini
⅓ di bicchiere di vino bianco secco
1 cucchiaio di crusca d'avena
aceto balsamico
6 ml di olio extravergine d'oliva
sale, pepe

Marinare il tonno per 10 minuti in un mix di aceto balsamico, pepe e metà del vino.

Passare il tonno nella crusca d'avena. Saltarlo per 2 minuti in una padella antiaderente preriscaldata a fiamma bassa, poi alzare la fiamma.

Sistemare il tonno in una teglia da forno, aggiungere i pomodori e il rimanente vino bianco e mettere in forno preriscaldato a 190 °C per 6 minuti circa.

Controllare se la cottura è sufficiente per i vostri gusti e aggiungere l'olio.

Completare il pasto con una crema di verdure a scelta tra quelle elencate nel relativo capitolo.
Aggiungere la frutta: 150 g di pompelmo o 100 g di kiwi.

Tonno con cipolle

120 o 160 g di tonno
200 g cipolle
aceto balsamico
aceto di vino bianco
brodo vegetale
6 ml di olio extravergine d'oliva

Tagliare le cipolle a julienne e metterle in una ciotola con acqua e un po' di aceto.

Scolarle e saltarle in una padella a fiamma bassa con un po' di brodo vegetale per 5 minuti.

Unire il tonno e cuocerlo per 3 minuti da ogni lato.

Sfumare con l'aceto, terminare la cottura e aggiungere l'olio.

Servire ben caldo.

Completare il pasto con una crema di verdure a scelta tra quelle elencate nel relativo capitolo.
Aggiungere la frutta: 60 g di arancia o 50 g di kiwi.

Tonno con olive, capperi e melanzane

120 o 160 g di tonno
100 g di melanzane
100 g di pomodori ciliegini
20 g di cipolla
12 olive nere denocciolate
1 cucchiaio di capperi
⅓ di bicchiere di vino bianco secco
brodo vegetale

Scaldare pochissimo brodo vegetale in una padella antiaderente e farvi saltare il tonno, sfumando con il vino bianco.

Aggiungere le melanzane tagliate a cubetti, i pomodori tagliati a metà e la cipolla tagliata a julienne.

Cuocere a padella coperta per circa 5 minuti. A fine cottura aggiungere le olive e i capperi.

Spegnere il fuoco e attendere alcuni minuti prima di servire.

Completare il pasto con una crema di verdure a scelta tra quelle elencate nel relativo capitolo.
Aggiungere la frutta: 220 g di pompelmo o 150 g di pera.

Tonno con verdure miste*

120 g di tonno
100 g di melanzane
100 g di zucchine
50 g di peperoni
50 g di pomodori ciliegini
20 g di cipolla
5 capperi
qualche foglia di basilico
6 ml di olio extravergine d'oliva
brodo vegetale

Fare appassire la cipolla tagliata a fettine sottili in poco brodo vegetale, poi unire i peperoni, le melanzane e le zucchine tagliate a cubetti di uguali dimensioni.

Cuocere a fiamma bassa per 20 minuti, aggiungendo qualche cucchiaio di brodo vegetale se necessario.

Nel frattempo saltare il tonno in una padella antiaderente con 2 cucchiai di brodo vegetale per 2 minuti da ogni lato.

Unire il pesce alle verdure, aggiungere i pomodorini tagliati a metà, i capperi e il basilico spezzettato.

Proseguire la cottura per 5 minuti, poi aggiungere l'olio e servire.

Completare il pasto con una crema di verdure a scelta tra quelle elencate nel relativo capitolo.
Aggiungere la frutta: 120 g di arancia o 130 g di albicocca.

Insalate

Insalata arlecchino*

120 o 160 g di tonno in scatola al naturale
100 g di pomodori
150 g di peperoni
150 g di melanzane
100 g di finocchi
50 g di zucchine
50 g di lattuga
50 g di cipolla
aceto balsamico
6 ml di olio extravergine d'oliva
sale, pepe

Pulire la verdura. Affettare peperoni, melanzane, zucchine, finocchi e cipolla, tagliare la lattuga a striscioline e i pomodori a cubetti.

Grigliare i peperoni, le melanzane e la cipolla.

Mescolare in una insalatiera le verdure grigliate con quelle crude.

Aggiungere il tonno sfaldato.

Condire con una vinaigrette di olio, aceto balsamico, sale, pepe e servire.

Questo piatto contiene già tutte le verdure necessarie per un pasto.
Aggiungere solo 150 g di arancia o 130 g di albicocca.

Insalata aromatica con tonno e acciughe

60 o 80 g di tonno in scatola al naturale
60 o 80 g di acciughe
150 g di pomodori ciliegini
100 g di cetrioli
150 g di peperoni
100 g di finocchi
50 g di cipolla
50 g di zucchine
alcune foglie di basilico
origano
aceto balsamico
brodo vegetale
6 ml di olio extravergine d'oliva
sale, pepe

Pulire le verdure. Affettare cetrioli, peperoni, finocchi, zucchine e cipolla, e i tagliare pomodorini a metà.

Mettere le verdure in una ciotola e unire il tonno e le acciughe spezzettati.

Preparare una vinaigrette con aceto balsamico, basilico, origano, sale e pepe. Aggiungere l'olio e un po' di brodo vegetale fino a raggiungere la densità voluta.

Condire l'insalata e servire.

Questo piatto contiene già tutte le verdure necessarie per un pasto.
Aggiungere solo 130 g di albicocca o 150 g di kiwi.

INSALATA DI BROCCOLI, FAGIOLINI E GRANCHIO*

120 o 160 g di polpa di granchio precotta
100 g di broccoli
100 g di pomodi ciliegini
150 g di fagiolini
200 g di cipolla
brodo vegetale
2 cucchiai di aceto balsamico
6 ml di olio extravergine d'oliva

Pulire le verdure.

Scaldare a fiamma bassa in una padella poco brodo vegetale.

Saltare i broccoli divisi in cimette per 3 minuti circa, aggiungere metà della cipolla tagliata sottilissima e cuocere altri 3 minuti. Togliere dalla padella e tenere da parte.

Rimettere del brodo vegetale nella padella, aggiungere i fagiolini e la cipolla rimasta. Stufare per 8 minuti circa con il coperchio. Lasciarli raffreddare.

Eliminare il liquido della polpa di granchio, unirla a tutte le verdure e condire con l'olio d'oliva e l'aceto balsamico.

Questo piatto contiene già tutte le verdure necessarie per un pasto.
Aggiungere solo 100 g di kiwi.

Insalata di merluzzo, fagiolini, asparagi e cipolla rossa*

120 o 160 g di merluzzo
200 g di fagiolini verdi
100 g di asparagi, 100 g di finocchi
100 g di cipolla rossa, 100 g di pomodori
2 cucchiai di yogurt naturale magro
prezzemolo, erba cipollina, maggiorana
aceto balsamico, brodo vegetale
6 ml di olio extravergine d'oliva
sale, pepe

Pulire le verdure. Eliminare la parte legnosa degli asparagi e tagliarli a tronchetti, spuntare i fagiolini, affettare sottilmente i finocchi e la cipolla, tagliare a pezzetti i pomodori.

Mettere poco brodo vegetale in una pentola, portare quasi a ebollizione, immergere il merluzzo e cuocerlo per 6 minuti circa. Lasciarlo raffreddare e tagliarlo a cubetti.

Portare a ebollizione 1 litro d'acqua salata e cuocere i fagiolini per 7 minuti circa. Scolarli e cuocere gli asparagi per 6 minuti nella stessa acqua.

In una ciotola emulsionare aceto, sale, pepe, olio e lo yogurt, allungando con un po' di brodo vegetale.

Tritare le erbe aromatiche, unirle al condimento, mescolare bene e lasciar riposare. Mescolare le verdure crude con quelle cotte, unire il pesce e condire con la vinaigrette aromatica.

Questo piatto contiene già tutte le verdure necessarie per un pasto.
Aggiungere solo 90 g di mela o 180 g di mirtilli.

Insalata di primavera con gamberi e tonno*

80 o 100 g di gamberi precotti
40 o 60 g di tonno in scatola al naturale
200 g di fagiolini
100 g di pomodori
100 g di peperoni
50 g di cipolla
2 cucchiai di yogurt magro
2 cucchiai di aceto balsamico
brodo vegetale
3 ml di olio extravergine d'oliva
sale grosso

Pulire la verdura. Spuntare i fagiolini, tagliare i peperoni, affettare i pomodori e la cipolla.

Mettere i fagiolini in una pentola con 1 litro di acqua fredda e ½ cucchiaio di sale grosso, portare a ebollizione e cuocere a fiamma bassa per 8 minuti. Scolarli, lasciarli raffreddare e tagliarli a pezzetti.

Mescolare in una ciotola un po' di brodo vegetale, lo yogurt, l'aceto balsamico e l'olio. Frullare.

Scolare i gamberi e il tonno, mescolarli con le verdure e condire con la vinaigrette.

Questo piatto contiene già tutte le verdure necessarie per un pasto.
Aggiungere solo 160 g di pesca.

Insalata di salmone

120 o 160 g di salmone in scatola al naturale
150 g di finocchi
150 g di cetrioli
50 g di sedano
50 g di peperoni
200 g di pomodori
4 cucchiai di yogurt magro
½ limone
1 cucchiaio di prezzemolo tritato
brodo vegetale
6 ml di olio extravergine d'oliva
sale, pepe

Pulire le verdure e sbucciare il cetriolo. Tagliare a fettine sottili peperoni, cetriolo, sedano e finocchi e affettare più grossolanamente i pomodori.

Mettere le verdure in una ciotola e unire il salmone tagliato a cubetti.

Mescolare in una ciotola il succo di limone, l'olio, il sale e il pepe, poi aggiungere lo yogurt e un po' di brodo vegetale. Frullare.

Condire con la salsina allo yogurt e cospargere di prezzemolo.

Questo piatto contiene già tutte le verdure necessarie per un pasto.
Aggiungere solo 130 g di mela o 100 g di ciliegie.

Insalata di tonno, broccoli, spinaci e cavolfiore

120 o 160 g di tonno in scatola al naturale
250 g di cavolfiore
300 g di broccoli
50 g di spinaci freschi
4 cucchiai di yogurt naturale magro
brodo vegetale
6 ml di olio extravergine d'oliva

Pulire le verdure. Separare in cimette i broccoli e il cavolfiore.

In una padella con poco brodo vegetale far stufare il cavolfiore per 3 minuti a fiamma bassa. Unire i broccoli e ultimare la cottura per altri 7 minuti. Aggiungere altro brodo se necessario.

A fine cottura unire le foglie di spinaci e lasciar raffreddare le verdure.

Preparare un'emulsione con un po' di brodo vegetale, lo yogurt e l'olio.

Mescolare le verdure con il tonno sfaldato e condire con la salsina allo yogurt.

Questo piatto contiene già tutte le verdure necessarie per un pasto.
Aggiungere solo 170 g di fragole o 100 g di kiwi.

INSALATA DI TONNO CON PESTO DI POMODORI SECCHI*

120 o 160 g di tonno in scatola al naturale
200 g di melanzane
200 g di zucchine
100 g di pomodori
100 g di finocchi
3 olive nere denocciolate
4 carciofini al naturale
10 grammi di pomodori secchi
1 cucchiaino di prezzemolo tritato
brodo vegetale
4,5 ml di olio extravergine d'oliva

Pulire le verdure. Affettare grossolanamente le melanzane e le zucchine e grigliarle da entrambi i lati. Ridurle a cubetti.

Eliminare i semi dei pomodori e tagliarli a cubetti.

Affettare sottilmente i carciofini e i finocchi, le olive a rondelle e mettere da parte.

Frullare i pomodori secchi tritati, il prezzemolo e l'olio, aggiungendo brodo fino a raggiungere la densità voluta.

Sfaldare il tonno e unirlo alle verdure. Condire con il pesto di pomodori.

Questo piatto contiene già tutte le verdure necessarie per un pasto.
Aggiungere solo 220 g di pompelmo o 150 g di kiwi.

Insalata di tonno con vinaigrette ai capperi*

120 o 160 g di tonno in scatola al naturale
100 g di ravanelli
100 g di cetrioli
100 g di zucchine
50 g di cipolla
100 g di peperoni
150 g di pomodori ciliegini
un ciuffo di misticanza
10 capperi
erbe aromatiche miste
aceto balsamico
brodo vegetale
6 ml di olio extravergine d'oliva
pepe

Pulire le verdure. Tagliare ravanelli, cetrioli e cipolla a fettine, zucchine e peperoni a julienne e i pomodorini a metà.

Frullare in una ciotola l'aceto balsamico, il pepe e le erbe aromatiche. Aggiungere i capperi, l'olio e il brodo vegetale fino a ottenere la densità voluta.

Mescolare la misticanza con le altre verdure, unire il tonno sfaldato e condire con la vinaigrette ai capperi.

Questo piatto contiene già tutte le verdure necessarie per un pasto.
Aggiungere solo 90 g di mela o 170 g di fragole.

Insalata velocissima*

Anche quando andiamo di fretta, possiamo improvvisare un pasto bilanciato utilizzando materie prime «di emergenza» come verdura in scatola o surgelata. Sarebbe utile avere sempre in casa quella indicata qui di seguito per allestire eventuali pasti rapidi. Ovviamente, le verdure e il pesce fresco sono da preferire, ma non sempre sono disponibili e bisogna evitare di cadere nella trappola del panino veloce o della pizza.

Quella che segue è un'insalata di base che può accompagnare molte qualità di pesce surgelato, anche cotto nel microonde quando il tempo è pochissimo.

Ecco ciò che si può usare, con le relative quantità:
salmone, gamberetti, merluzzo, branzino, halibut,
pesce spada, tonno
120 g per le donne – 160 g per gli uomini

Base per l'insalata:
200 g di asparagi in scatola
200 g di fagiolini in scatola
50 g di cipolla fresca (di solito è disponibile)
10 g di pomodori essiccati
(possibilmente al naturale senza sale)
150 g cuori di carciofo in scatola
misticanza o altra verdura in foglia in quantità libera

Per condire:
aceto balsamico (senza zucchero)
6 ml di olio extravergine d'oliva
sale e pepe

Per il pesce:
erbe aromatiche a piacere (maggiorana, origano eccetera)

Se il tonno è in scatola, è sufficiente sgocciolarlo ed è pronto all'uso.

Nel caso di tonno surgelato, come saranno probabilmente tutti gli altri pesci, il modo migliore è cucinarlo nel microonde.

Scongelare il pesce nel microonde con il programma defrost. Metterlo in un apposito sacchetto per microonde e cospargerlo con qualche erba aromatica a piacere.

Chiudere il sacchetto, metterlo in una pirofila e avviare la cottura secondo i tempi e la potenza indicata dal forno (di solito 750 W; per la quantità di pesce da noi utilizzata bastano dai 3 ai 4 minuti).

Scolare i fagiolini, gli asparagi e i cuori di carciofo in scatola. Tagliare a strisce sottili i pomodorini essicati (se fossero salati, sciacquarli sotto l'acqua corrente). Tagliare i fagiolini e gli asparagi a pezzettini e affettare la cipolla.

Unire in una ciotola la misticanza, le verdure, la cipolla e i pomodorini.

Preparare una vinaigrette con olio, aceto balsamico, sale, pepe e condire l'insalata che farà da contorno al pesce alle erbe aromatiche.

Questo piatto contiene già tutte le verdure necessarie per un pasto.
Aggiungere solo una macedonia con 80 g di mirtilli e 50 g di pera o 100 g di ciliegie.

Ricette al microonde

Branzino al sale aromatico

120 o 160 g di filetto di branzino con la pelle
300 g di melanzane
100 g di cipolle
200 g di passata di pomodoro
200 g di sale grosso
1 albume
erbe aromatiche varie, sale, sale grosso

Rivestire una pirofila da microonde con un foglio di carta da forno bagnato e strizzato e sistemarvi il filetto di branzino con la pelle verso l'alto.

Montare a neve l'albume, incorporare il sale grosso e le erbe aromatiche e coprire il branzino con il composto.

Infornare e cuocere per 6 minuti a potenza 750 W.

Pulire le verdure. Tagliare le melanzane a cubetti e le cipolle a fettine sottili.

In una pirofila da microonde versare la passata di pomo doro, le cipolle e un po' di sale. Coprire con la pellicola da microonde e cuocere 2 minuti. Aggiungere le melanzare e cuocere altri 4 minuti a potenza 750 W.

Rompere la crosta di sale del branzino, disporlo in un piatto e servirlo con il contorno di melanzane.

Questo piatto contiene già tutte le verdure necessarie per un pasto.
Aggiungere solo 160 g di arancia o 130 g di mela.

Branzino di Claudio*

120 o 160 g di branzino
300 g di carciofi privati delle foglie esterne
300 g di zucchine
30 g di passata di pomodoro
2 cucchiai di crusca d'avena
succo di 2 lime
⅓ di bicchiere di vino bianco secco
1 spicchio d'aglio, maggiorana, origano
brodo vegetale
sale

Pulire le verdure. Tagliare le zucchine a julienne e i carciofi a spicchi.

Immergere le zucchine in una marinata preparata con il succo dei lime e poco sale per 20 minuti circa, poi scolarle.

Mettere il branzino in una pirofila da microonde e salare. Coprire con la passata di pomodoro, diluita con poco brodo vegetale se troppo densa (in questo caso non salare il pesce), cospargere con la crusca d'avena e l'origano. Coprire con la pellicola da microonde e cuocere 6 minuti a potenza 750 W.

Disporre i carciofi in una pirofila da microonde. Aggiungere la maggiorana, l'aglio intero, poco brodo vegetale e il vino. Coprire con la pellicola trasparente da microonde forandola con una forchetta. Cuocere per 7 minuti a 750 W.

Servire il branzino con il contorno di carciofi e zucchine.

Questo piatto contiene già tutte le verdure necessarie per un pasto.
Aggiungere solo 75 g di pompelmo o 80 g di fragole.

MERLUZZO ESTIVO*

120 o 160 g di merluzzo
150 g di pomodori
100 g di cipolla
100 g di cetrioli
200 g di peperoni misti
50 g di passata di pomodoro
qualche foglia di basilico
6 ml di olio extravergine d'oliva
sale, pepe

Pulire le verdure. Tagliare i pomodori a cubetti, affettare la cipolla, i peperoni e i cetrioli e metterli in una ciotola con un po' di basilico, il sale, il pepe e l'olio. Lasciare riposare.

Mettere il merluzzo in un piatto da microonde e coprirlo con la passata di pomodoro e qualche foglia di basilico. Cuocere a temperatura massima per 3 minuti, poi lasciarlo riposare per un paio di minuti.

Servire accompagnato dall'insalata estiva.

Questo piatto contiene già tutte le verdure necessarie per un pasto.
Aggiungere solo 150 g di clementine o 100 g di arancia.

Misto di pesce e verdure*

Questa ricetta può servire per riutilizzare degli avanzi

120 o 160 g di pesce misto
(branzino, tonno, salmone, pesce spada)
100 g di passata di pomodoro
100 g di cipolla
400 g di verdura mista
(non patate, legumi, mais; ammessi 50 g di carote)
succo di 1 lime o di un limone
½ spicchio d'aglio (facoltativo)
1 cucchiaio di crusca d'avena
1 manciata di prezzemolo, origano, basilico
brodo vegetale
6 ml di olio extravergine d'oliva
sale

Tagliare le verdure a pezzetti. Metterle in una teglia da microonde con poco brodo vegetale. Aggiungere la passata di pomodoro, il basilico e l'origano.

Cuocere per 10 minuti.

Mescolare in una ciotola la crusca d'avena, poco sale, il succo del lime, l'olio, il prezzemolo e l'aglio tritati.

Mettere il pesce in una teglia da microonde e cospargerlo con la mistura preparata. Cuocere senza coprire per 4 minuti a potenza 750 W.

Servire il pesce con il contorno di verdure.

> *Questo piatto contiene già tutte le verdure necessarie per un pasto.*
> *Aggiungere solo 100 g di ciliegie o 100 g di kiwi.*

Salmone aromatico*

120 o 160 g di filetto di salmone
150 g di pomodori secchi senza sale
50 g di cipolla
2 o 3 fettine di limone
2 cucchiaini di succo di limone
1 cucchiaino di origano
1 cucchiaino di rosmarino fresco
20 g di basilico fresco
brodo vegetale
6 ml di olio extravergine d'oliva
sale, pepe

Rivestire una pirofila da microonde con carta da forno bagnata e strizzata. Disporvi il salmone, salare, pepare e unire le fettine di limone e l'origano.

Coprire la pirofila con la pellicola da microonde e infornare per 4 minuti a temperatura massima.

Frullare il rosmarino, i pomodori secchi e la cipolla con poco brodo vegetale. Unire il basilico, il limone e l'olio e frullare ancora fino a ottenere una salsa cremosa.

Servire il salmone su un letto di insalata verde accompagnato dalla salsa.

Questo piatto contiene già tutte le verdure necessarie per un pasto.
Aggiungere solo 80 g di fragole o 80 g di pompelmo.

Salmone con peperonata

120 o 160 g di salmone a fettine
250 g di peperoni
250 g di passata di pomodori
100 g di cipolla
2 cucchiai di crusca d'avena
1 cucchiaio di prezzemolo o aromi a piacere
1 cucchiaio di aceto
brodo vegetale
6 ml di olio extravergine d'oliva, sale

Tritare la cipolla e tagliare i peperoni a julienne.

Mettere la cipolla in una teglia da microonde con brodo vegetale. Coprire con la pellicola da microonde e infornare 2 minuti a potenza 750 W. Aggiungere i peperoni, la passata di pomodori, l'aceto e un po' di sale. Coprire nuovamente con la pellicola e cuocere per 5 minuti circa a potenza 750 W.

Togliere la pellicola e continuare la cottura per 4 minuti, fino a quando il liquido di cottura sarà addensato. Togliere dal forno e lasciar riposare coperto.

Disporre le fettine di salmone in un'altra teglia da microonde e coprirle con la crusca d'avena mescolata con il prezzemolo (o altri aromi) e un po' di sale.

Aggiungere l'olio e mettere nel microonde per 4 minuti circa a temperatura massima.

Servire il salmone accompagnato dalla peperonata.

Questo piatto contiene già tutte le verdure necessarie per un pasto.
Aggiungere solo 90 g di mela o 100 g di kiwi.

Salmone con zucchine aromatiche

120 o 160 g di salmone
300 g di zucchine
100 g di cipolla
100 g di pomodori pelati
scorza grattugiata di 1 lime
erbe provenzali
foglie di basilico
brodo vegetale
6 ml di olio extravergine d'oliva
sale, pepe

Pulire le verdure. Tagliare le zucchine e la cipolla a fettine sottili e i pomodori a tocchetti.

Mettere la cipolla e i pomodori in una teglia da microonde con poco brodo vegetale e cuocerli nel microonde per 4 minuti a temperatura massima. Aggiungere le zucchine, rimestare bene, coprire e cuocere per altri 8 minuti. Unire il basilico a fine cottura.

Adagiare il salmone in un'altra teglia da microonde e cospargere con le erbe provenzali (se non sono disponibili, fate un mix di erbe aromatiche quali timo, maggiorana, origano, erba cipollina, rosmarino), la scorza di lime grattugiata, sale e pepe. Infornare per 3-4 minuti a potenza 750 W.

Irrorare il salmone con l'olio e servirlo con il contorno di zucchine.

Questo piatto contiene già tutte le verdure necessarie per un pasto.
Aggiungere solo 100 g di pera o 150 g di pesca.

Salmone mediterraneo con melanzane

120 o 160 g di filetto di salmone
150 g di melanzane
50 g di passata di pomodoro
2 cucchiaini di succo di limone
1 cucchiaino di marsala o sherry
2 cucchiai di salsa di soia
1 spicchio d'aglio
2 o 3 cucchiaini di origano
6 ml di olio extravergine d'oliva, sale

Mettere il filetto di salmone in una pirofila da microonde con la pelle verso il basso. Mescolare il succo di limone, la salsa di soia e il marsala (o lo sherry) e versare sul pesce. Coprire con la pellicola trasparente e marinare a temperatura ambiente per 20 minuti, girandolo un paio di volte e lasciando in ultimo la pelle verso l'alto.

Pulire le melanzane e tagliarle a dadini. Metterle in una teglia da microonde con la passata di pomodoro, l'olio, l'aglio schiacciato, una parte dell'origano e poco sale. Coprire e mettere nel microonde per 3 minuti. Mescolare e infornare per altri 3 minuti. Lasciare riposare.

Riprendere la teglia con il salmone e infornare per 3 minuti a potenza 750 W.

Lasciarlo riposare qualche minuto, cospargere con l'origano rimasto e servire con il contorno di melanzane.

Questo piatto contiene già tutte le verdure necessarie per un pasto.
Aggiungere solo 100 g di ciliegie o 100 g di pera.

Tonno con sorpresa di peperoni e pomodori

120 o 160 g di filetto di tonno
100 g di peperoni rossi
50 g di cipolla di Tropea
100 g di pomodori ciliegini
2 cucchiai di yogurt naturale magro
1 piccolo lime
½ cucchiaino di origano, qualche foglia di basilico
aceto balsamico
brodo vegetale
6 ml di olio extravergine d'oliva, sale

Mettere il tonno in un piatto da microonde, coprire e cuocere per 2 minuti a potenza 750 W. Togliere dal forno.

Unire l'olio, lasciar riposare un paio di minuti, poi cuocerlo ancora 1 minuto e farlo riposare altri 2 minuti.

Mescolare in una ciotola con una forchetta un po' di aceto balsamico, poco brodo vegetale, lo yogurt, l'origano e il basilico. Coprire e lasciare riposare.

Pulire le verdure. Tagliare i peperoni a julienne e cuocerli 2 minuti nel microonde a potenza 750 W con un po' di sale. Metterli su un piatto, coprire e far riposare qualche minuto.

Affettare la cipolla, tagliare a metà i pomodori e metterli in una ciotola con i peperoni. Condire con la salsa di yogurt.

Spremere un po' di lime sopra il tonno e servirlo accompagnato dall'insalata.

Questo piatto contiene già tutte le verdure necessarie per un pasto.
Aggiungere solo 70 g di pompelmo o 70 g di albicocche.

Trota salmonata con finocchi al pomodoro*

120 o 160 g di trota salmonata
300 g di finocchi
100 g di cipolla
200 g di passata di pomodoro
succo di limone
salvia, rosmarino
6 ml di olio extravergine d'oliva
sale grosso, sale fino, pepe

Pulire le verdure e affettare sottilmente i finocchi e la cipolla. Disporre i finocchi in una pirofila da microonde e coprirli con la passata di pomodoro e la cipolla, salare e pepare.

Coprire con la pellicola da microonde e infornare per 10 minuti a temperatura massima. Controllare la consistenza dei finocchi e cuocere ancora qualche minuto se necessario.

Mettere sul fondo di una teglia da microonde un foglio di carta da forno bagnato e strizzato. Adagiarvi il pesce e avvolgerlo con la carta.

Irrorarlo con un filo d'olio, il succo del limone e cospargerlo con le erbe aromatiche e poco sale grosso. Chiudere bene il cartoccio e cuocere per 4 minuti a potenza 750 W.

Questo piatto contiene già tutte le verdure necessarie per un pasto.
Aggiungere solo 100 g di ciliegie o 100 g di kiwi.

Salse

Le ricette che seguono possono essere usate liberamente poiché hanno un impatto glicemico bassissimo e sono prive di grassi (già presenti nei piatti a base di pesce).

Besciamella vegetale

300 g di melanzane
½ litro di brodo vegetale
noce moscata

Sbucciare le melanzane, affettarle e metterle in forno a 200 °C per circa 20 minuti. Si possono cuocere anche nel microonde bucandole con una forchetta e avvolgendole con carta assorbente da cucina. In media occorrono 10 minuti.

Portare a ebollizione il brodo vegetale, poi aggiungere le melanzane frullate insieme alla noce moscata. Continuare la cottura per pochi minuti, poi passare la besciamella, allungando con del brodo vegetale se fosse troppo densa. In caso contrario, farla restringere con 1 cucchiaino di kuzu o arrow root sciolto in poca acqua.

La stessa besciamella si può fare con il sedano rapa.

Sbucciare il sedano rapa e affettarlo. Metterlo in una pentola con brodo vegetale, coprire e cuocerlo per 20 minuti. Spolverizzare di noce moscata e frullare.

Pesto (ricetta base light)

150 g di foglie di basilico
150 g di ricotta light
100 ml di brodo vegetale

Per preparare questa versione molto alleggerita del pesto classico, frullare insieme il basilico e la ricotta, quindi aggiungere il brodo vegetale.

Pesto agli asparagi

200 g di asparagi
20 g di ricotta light
3 cucchiai di succo di limone
1 cucchiaino di scorza di limone

Pulire gli asparagi eliminando la parte più legnosa. Portare a ebollizione 1 litro di acqua salata e cuocere gli asparagi circa 7 minuti. Scolarli e tagliarli a pezzetti.

Frullare insieme tutti gli ingredienti.

Gli asparagi possono essere sostituiti con broccoli (aggiungendo del timo), oppure con cavolini di Bruxelles.

Pesto ai peperoni

200 g di peperoni
200 g di cipolle
20 g di ricotta light
pepe

Tagliare le cipolle a fettine sottili e farle arrostire in forno a 200 °C fino a che diventano scure.

Tagliare i peperoni a striscioline e metterli in forno a 200 °C per 7-10 minuti.

Frullare insieme tutti gli ingredienti.

Pesto alle cipolle

200 g di cipolle novelle rosse
150 g di ricotta light
80 ml di brodo vegetale
2 cucchiai di succo di limone
pepe

Tagliare le cipolle a fettine sottili e farle arrostire in forno a 200 °C fino a che diventano scure.

Frullare insieme tutti gli ingredienti.

Pesto alle erbe

20 g di ricotta light
50 g di prezzemolo
50 g di basilico
1 cucchiaio di timo
1 cucchiaio di salvia
2 cucchiai di succo di limone
brodo vegetale
sale

Frullare insieme la ricotta con le erbe. Aggiungere il succo di limone, il sale e allungare con il brodo vegetale.

Pesto scalogno e pomodoro

200 g di pomodori secchi senza sale
100 g di scalogno
2 cucchiaini di rosmarino
50 g di basilico
2 cucchiaini di succo di limone
brodo vegetale
sale

Frullare i pomodori secchi, aggiungere lo scalogno tagliato a pezzetti, il sale, il basilico e il rosmarino tritati.

Unire il succo di limone e frullare allungando con il brodo vegetale.

Salsa di peperoni e zenzero

300 g di peperoni
50 g di passata di pomodoro
50 g di zenzero
3 cucchiai di aceto di mele
1 cucchiaio di stevia
1 cucchiaio di kuzu

Tagliare i peperoni a cubetti, unirli agli altri ingredienti, a eccezione del kuzu, e lessarli per circa 15 minuti in 2 dl di acqua.

Abbassare la fiamma, aggiungere 1 cucchiaio di kuzu sciolto in poca acqua in modo da ottenere una consistenza densa. Cuocere ancora per 1 minuto.

Ricordate che gli amidi non vanno *mai* cotti o portati a temperature superiori agli 80 °C.

Salsa di zucchine

300 g di zucchine
50 g di cipolla
20 g di ricotta light
1 cucchiaio di prezzemolo tritato
brodo vegetale

Affettare sottilmente le zucchine e farle stufare a fuoco basso per 15 minuti circa.

Tritare le cipolle e frullarle insieme alle zucchine, alla ricotta e al prezzemolo, aggiungendo un po' di brodo vegetale.

Salsa rossa e verde

300 g di pomodori San Marzano
50 g di cipolla
⅓ di bicchiere di vino bianco secco
basilico fresco
brodo vegetale

Tritare la cipolla e farla imbiondire in poco brodo vegetale. Aggiungere i pomodori a tocchetti.

Cuocere per 5 minuti, poi unire il basilico tritato.

Vinaigrette verde

50 g di cetriolo
succo di 2 lime
1 cucchiaino di senape
1 cucchiaio di aceto di mele
1 cucchiaino di aceto balsamico
brodo vegetale

Frullare tutti gli ingredienti aggiungendo brodo vegetale fino a ottenere la consistenza desiderata.

Non solo frutta

SORBETTO

Dato che il quantitativo di frutta è limitato, non è possibile fare molte preparazioni.

Un sistema «simpatico» per consumare una piccola quantità di frutta consiste nel frullarla, surgelarla, poi frullarla di nuovo aggiungendo dell'acqua gassata.

Potete anche surgelare più porzioni suddividendole in piccoli recipienti.

Se lo gradite, alla frutta è sempre possibile aggiungere della stevia e qualche goccia di limone.

Slush

Simile al sorbetto, lo slush è ancora più pratico poiché non è necessario avere a disposizione la frutta frullata e surgelata, ma solo del ghiaccio e frutta fresca.

Frullare il ghiaccio (circa 50 g) e la frutta (eventualmente dolcificata con poca stevia) fino a ottenere un composto non troppo liquido.

Si può gustare subito o in seguito. Riporre nel freezer e consumare avendo cura di mescolarlo ogni tanto per evitare che ghiacci completamente.

Smoothie

Un'altra idea può essere quella di aggiungere al vostro sorbetto 2 cucchiai di yogurt naturale magro, frullando fino a ottenere un cremoso smoothie.

Si può consumare subito o trasformare in dessert ghiacciato mettendolo nel freezer per circa 30 minuti.

Alla frutta si abbinano bene anche alcune erbe aromatiche come la menta, o spezie come la cannella e lo zenzero.

Un'ottima aggiunta è anche la buccia di lime frullata insieme a mele, pere, fragole o pesche.

Tre giornate in Zona

Qui di seguito ho inserito l'esempio di tre giornate in Zona che possono rappresentare alcune delle situazioni più comuni.

La giornata «frenetica» in cui siamo in ritardo già di prima mattina e quindi, oltre ad avere poco tempo, pranzeremo fuori.

La giornata «fortunata» in cui i ritmi sono serrati ma abbiamo la fortuna di poter mangiare a casa o di essere attrezzati in maniera adeguata per non dover mangiare fuori.

La giornata «week end» in cui abbiamo più tempo per noi, ma comunque non abbiamo intenzione di stare a lungo ai fornelli per cose troppo complicate...

Ho elencato una serie di colazioni e spuntini che potrete alternare e scegliere a seconda delle vostre preferenze.

Frullato

200 g di yogurt bianco magro (oppure 200 ml di latte parzialmente scremato)
150 g di frutti di bosco (300 g per gli uomini)
1 misurino di estratto di siero del latte (proteina in polvere) o di soia concentrata e isolata (2 per gli uomini)
6 nocciole (9 per gli uomini)

Frullare tutti gli ingredienti.

Frittata dolce

4 albumi (per gli uomini 6)
1 cucchiaio di stevia
2 cucchiai di marmellata bio senza zucchero (per gli uomini aggiungere 90 g di mela o 100 di pera o 150 di frutti di bosco oppure un altro cucchiaio di marmellata senza zucchero)
6 g di granella di mandorle (per gli uomini 9 g)

Mescolare la stevia con gli albumi facendo cuocere la frittata dolce in una padella antiaderente.

Spalmarvi sopra la marmellata senza zucchero e ripiegarla.

Aggiungere la granella di nocciole.

Colazione salata con frutta

60 g di prosciutto cotto
100 g di pera e 90 g di mela (oppure 120 g di arancia o 100 g di clementina o 170 g di fragole o 100 g di kiwi o 90 g di ananas)
2 noci di macadamia
Per gli uomini aggiungere 1 yogurt bianco magro + 1 noce di macadamia.

Colazione velocissima

200 ml di latte
3 cucchiai di muesli bilanciato 40-30-30 (per gli uomini 6)

Spuntini

- 20 g di grana con 90 g di mela
- 1 yogurt bianco
- 200 ml di latte parzialmente scremato
- 1 barretta bilanciata 40-30-30
- 4 frollini bilanciati 40-30-30
- 25 g di speck + 100 g di pera + 3 mandorle
- 1 confezione di chips bilanciate 40-30-30
- 1 confezione di crackers bilanciati 40-30-30

La giornata «frenetica»…

Rientriamo a casa soltanto alla sera, quindi siamo un po' più vincolati nella scelta degli spuntini e del pranzo.

Colazione

Yogurt e muesli bilanciato 40-30-30

Spuntino

Barretta bilanciata 40-30-30

Pranzo

Insalatona primavera (tonno, gamberetti eccetera). Fate attenzione ad avere abbastanza verdure fibrose oltre a quelle in foglia.

1 mela piccola (2 mele piccole o 1 mela grande per gli uomini)

Spuntino

Chips bilanciate 40-30-30

Cena (a casa, finalmente!)

Pasto completo con Involtini di merluzzo con spinaci (p. 104)

La giornata «fortunata», intensa ma con pasti a casa

Il vantaggio è che possiamo variare anche gli spuntini poiché facciamo «tappa» a casa.

Colazione
Frullato con frutta e yogurt

Spuntino
4 frollini bilanciati 40-30-30

Pranzo
Branzino di Claudio (p. 156)

Spuntino
20 g di grana + 100 g di pera

Cena
Pesce spada alle zucchine (p. 120)

La giornata del «weekend»

Abbiamo un po' più tempo da dedicarci!

Colazione
Frittata dolce di albumi

Spuntino
Yogurt bianco con una spolverata di cacao amaro e un po' di stevia

Pranzo
Insalata di tonno con pesto di pomodori secchi (p. 150)

Spuntino

25 g di prosciutto crudo + 170 g di fragole + 3 olive

Cena

Carpaccio tiepido di salmone con broccoli (p. 90)

Appendici

A

Risorse

Il mondo della nutrizione sta facendo passi da gigante e oggi siamo in grado di indagare dal punto di vista scientifico con sempre maggiore precisione come la dieta influenzi l'espressione dei geni. Molte sono le risorse che aiutano a seguire l'evoluzione della scienza: prima di tutto il sito www.drsears.com (in inglese) vi aggiorna ogni mese sui rapidi progressi della scienza della nutrizione e della medicina.

Per quanto riguarda i prodotti complementari alla dieta Zona, consigliamo www.enerzona.com

Per un approfondimento sulle delfinidine del maqui, consultate il sito www.maquipolifenoli.it

Anche le migliori informazioni e i migliori prodotti di supporto, tuttavia, sono utili solo se vi fate guidare da una persona preparata, un «coach», e quella che io consiglio agli italiani è la dottoressa Daniela Morandi www.danielamorandi.it

B

Acidi grassi essenziali, eicosanoidi e infiammazione

La forza propulsiva che sta dietro l'infiammazione è un gruppo di ormoni chiamati eicosanoidi. Persino molti medici ne sanno poco, nonostante nel 1982 sia stato assegnato un premio Nobel per la medicina agli scienziati che hanno chiarito il ruolo che essi rivestono nel processo infiammatorio, e da allora siano stati pubblicati oltre 120.000 articoli scientifici sull'argomento.

Il mio interesse per questo tema risale a più di trent'anni fa, quando ho iniziato a prendere in considerazione l'impatto ormonale dell'alimentazione sugli eicosanoidi e quindi sull'infiammazione. È una storia complessa, l'ho già raccontata molte volte nei miei libri precedenti e qui ne farò un breve riassunto.

I due acidi grassi che intervengono nell'infiammazione sono l'omega 6 – l'acido arachidonico (AA) – e l'omega 3 – l'acido eicosapentaenoico (EPA). Entrambi devono essere assunti con i cibi, poiché il corpo umano non è in grado di sintetizzarli. Di conseguenza mi è sembrato evidente che, se consideriamo la dieta come un farmaco da prendere nella giusta dose e al momento giusto, potremmo avere la possibilità di cambiare l'equilibrio fra questi acidi grassi. È importante in quanto il controllo del grado di infiammazione cellulare dipende dall'equilibrio fra AA e EPA, che possono essere convertiti direttamente in eicosanoidi, cioè ormoni che controllano l'infiammazione. Gli eicosanoidi che derivano dall'AA sono proinfiammatori, quelli che derivano dall'EPA sono antinfiammatori. Ecco perché il rapporto ematico AA/EPA dà un'opportunità unica di rilevare l'equilibrio fra questi tipi di acidi grassi in ogni cellula (in tutto diecimila miliardi) dell'organismo.

Fin qui nessun problema. La cosa più difficile è stata capire come modificare mediante l'alimentazione il percorso che porta alla formazione di questi due acidi grassi, per fare in modo che il rapporto AA/EPA sia perfetto e tenga sotto controllo l'infiammazione.

Un po' di AA è necessario per organizzare una risposta infiammatoria all'invasione di microrganismi patogeni o per cicatrizzare le ferite, ma se il suo livello è troppo alto la risposta infiammatoria aumenta sempre di più, con il risultato che il corpo attacca se stesso. Analogamente, se l'EPA presente nelle membrane cellulari è troppo scarso, è minima la competizione con l'AA per garantirsi gli enzimi (ciclossigenasi e lipossigenasi) che intervengono nella produzione di eicosanoidi infiammatori, e quindi è impossibile controllare le risposte infiammatorie. Inoltre, dall'EPA (e dall'altro acido grasso omega 3 a catena lunga, l'acido docosaesaenoico o DHA) proviene un potente gruppo di eicosanoidi antinfiammatori, chiamati resolvine, che a loro volta bloccano la risposta infiammatoria. D'altra parte, un eccesso di EPA nella membrana cellulare potrebbe inibire troppo la risposta infiammatoria, rendendo più difficile l'eliminazione degli invasori microbici. Era perciò necessario un approccio dietetico in grado di mantenere il rapporto AA/EPA in una zona in cui esso non fosse né troppo alto né troppo basso. Questo è il motivo per cui ho sviluppato la dieta Zona.

Per raggiungere tale obiettivo, era fondamentale ridurre l'apporto dell'acido grasso omega 6 precursore dell'AA, cioè l'acido linoleico che, nella storia dell'uomo, ha avuto solo un ruolo marginale nella dieta. Le cose sono cambiate ottant'anni fa, con la produzione di oli vegetali su scala industriale, che ha reso quelli ricchi di omega 6 (mais, soia, girasole e cartamo) la forma di calorie più a buon mercato sulla faccia della terra. Di conseguenza, il tasso di acido linoleico nella dieta è salito dapprima in America, poi in tutto il mondo occidentale. Dato che esistevano stadi successivi di controllo della trasformazione dell'acido linoleico in AA, la situazione avrebbe potuto essere sostenibile, se non fosse che entrambi gli enzimi principali che regolano il processo (delta-6 e delta-5 desaturasi) sono attivati dall'insulina.

Così, purtroppo, è successo che, man mano che l'acido linoleico aumentava nella nostra alimentazione, aumentavano anche i carboidrati raffinati che entrano rapidamente nel circolo sanguigno, sottoforma di glucosio.

La risposta ormonale al picco glicemico è un aumento di secrezione dell'insulina. Quando alti livelli di acido linoleico si combinano con alti livelli di insulina, si verifica un aumento di produzione di AA. L'EPA può inibire parzialmente, ma non totalmente, la sequenza metabolica. Dunque, per controllare realmente la formazione di AA, la dieta Zona è fondamentale.

Tuttavia, persino se la si segue rigidamente, per mantenere un giusto rapporto AA/EPA nel sangue di solito bisogna integrarla con EPA e a tale scopo è necessario consumare quantità di pesce o integratori concentrati di acidi grassi omega 3 che ne siano ricchi.

Ritengo che il rapporto migliore AA/EPA sia quello della popolazione più longeva del mondo, i giapponesi, che è in media di 1,5, rispetto a quello della popolazione americana, circa 20, e di quella italiana, circa 10.

Eppure il rapporto AA/EPA della generazione più giovane sta rapidamente aumentando ovunque, ciò che indica l'influenza del consumo globale di acido linoleico e carboidrati raffinati. Con l'aumento del rapporto AA/EPA, cresce anche il livello di infiammazione cellulare.

Se volete conoscerne le ragioni, leggete la prossima Appendice, dove viene descritta la parte più primitiva del nostro sistema immunitario.

C

Il sistema immunitario innato

Sɪ potrebbe pensare che la parte più primitiva del nostro sistema immunitario sia la più semplice da comprendere. In fondo, assomiglia molto a quello delle piante. Ma non è così: malgrado sia molto antico, il sistema immunitario innato è anche molto complesso. Nel 2011 il premio Nobel della medicina è stato assegnato proprio a chi ha iniziato a svelarne la complessità.

Il suo ruolo è riconoscere tempestivamente certi frammenti di microrganismi invasori. Appena avvenuto il riconoscimento, ha luogo una serie complessa di reazioni di segnalazione, con la liberazione di varie proteine (citochine) che interagiscono con le cellule circostanti per stimolarne una risposta infiammatoria, oppure di enzimi (COX-2) che trasformano l'AA in eicosanoidi proinfiammatori, in grado di trasmettere e amplificare la risposta infiammatoria.

Il primo passo del processo è il riconoscimento dei frammenti da parte di antiche molecole chiamate recettori toll-like (scoperti per la prima volta nei moscerini della frutta). Purtroppo queste sentinelle biologiche non sono molto furbe e reagiscono a moltissimi cibi. Sono soprattutto i grassi saturi che stimolano il recettore toll-like 4 (TLR-4). Ecco perché, quando si segue la dieta Zona, per ridurre ulteriormente l'infiammazione cellulare bisogna limitare il consumo di grassi saturi.

Il passo successivo è l'interazione dei segnali inviati dai recettori toll-like sulla superficie delle cellule con alcune proteine che stanno all'interno delle cellule, note come fattori di trascrizione del gene. Si tratta di elementi fondamentali di ogni cellula del corpo, che accendono e spengono l'espressione dei geni.

I due più importanti, dal punto di vista dell'infiammazione cellulare, sono il fattore nucleare kappaB (NF-κB) e il recettore γ che attiva la proliferazione perossisomale (PPAR-γ). Il primo è l'interruttore genetico principale che accende l'infiammazione, il secondo la spegne.

Qualsiasi cosa (compresi ingredienti di cibi) attivi i recettori toll-like, attiva anche il fattore NF-κB. Analogamente, qualsiasi cosa (compresi ingredienti di cibi) attivi il PPAR-γ, riduce l'infiammazione. L'attivatore più potente dell'NF-κB è stimolato da un gruppo di eicosanoidi infiammatori (leucotrieni) derivati dall'acido arachidonico, mentre gli eicosanoidi derivati dall'EPA e i polifenoli attivano il PPAR-γ. Ecco perché il valore del rapporto AA/EPA esprime bene il livello di infiammazione cellulare.

Se volete tenere sotto controllo l'infiammazione cellulare, quindi, dovete ridurre certi tipi di grassi (omega 6 e grassi saturi) e gli ormoni (insulina) che stimolano la loro trasformazione in acido arachidonico. Allo stesso tempo, dovete aumentare i livelli di omega 3 e polifenoli. È proprio quello che fa la dieta Zona.

D

L'infiammazione cellulare

Come ho già detto, esistono due tipi di infiammazione. L'infiammazione classica, che genera una risposta infiammatoria associata a dolore (*calor*, *rubor*, *tumor*, *dolor*) e termina con la perdita di funzionalità dell'organo. E l'infiammazione cellulare, la cui percezione è al di sotto della soglia del dolore. Questa è la causa scatenante delle malattie croniche, poiché scombussola la rete di segnalazione ormonale in tutto il corpo, provocando aumento di peso e invecchiamento precoce.

La definizione molecolare di infiammazione cellulare è: aumento di attività del fattore di trascrizione del gene chiamato fattore nucleare kappaB, descritto nell'Appendice C. Questo fattore di trascrizione del gene si trova in tutte le cellule e attiva la risposta infiammatoria del sistema immunitario innato. Gli eventi cellulari attraverso i quali il fattore NF-κB può essere attivato da meccanismi ben definiti sono numerosi.

Essi comprendono l'invasione di microrganismi riconosciuta da recettori toll-like, la produzione di specie reattive dell'ossigeno (ROS), la generazione cellulare di eicosanoidi infiammatori (soprattutto leucotrieni) e l'interazione con citochine infiammatorie attraverso determinati recettori di superficie delle cellule.

Sappiamo anche che parecchi di questi eventi scatenanti sono modulati da fattori alimentari. Ciò significa che, con l'uso appropriato di una dieta, si è in grado di accendere o spegnere l'attivazione del fattore NF-κB. Queste sono le basi delle diete antinfiammatorie in generale, e della dieta Zona in particolare.

La dieta antinfiammatoria si basa sulla capacità di certe sostanze nutritive di ridurre l'attivazione del fattore NF-κB. Il modo più efficace per farlo è diminuire i livelli di AA nella membrana cellulare bersaglio, riducendo così la formazione di leucotrieni che attivano il fattore NF-κB. Per raggiungere questo scopo, le principali strategie nutrizionali sono: seguire la dieta Zona per ridurre l'insulina e consumare meno acidi grassi omega 6.

Un altro approccio alimentare efficace (e spesso più semplice) è integrare la dieta con dosi adeguate di olio di pesce concentrato ricco di acidi grassi omega 3, come EPA e DHA. Se assunto in dosi abbastanza elevate, si riduce il livello di AA e aumenta quello di EPA. Modificando il rapporto AA/EPA a livello della membrana cellulare, diminuisce la possibilità che si formino leucotrieni infiammatori che attivano il fattore NF-κB. I leucotrieni derivati dall'acido arachidonico, infatti, sono proinfiammatori, mentre quelli derivati dall'EPA sono antinfiammatori.

Una maggiore assunzione di EPA e DHA attiva il fattore antinfiammatorio di trascrizione del gene PPAR-γ, riduce la formazione di ROS e impedisce che gli acidi grassi saturi si leghino al TLR-4. Ciò dimostra il ruolo multifunzionale degli omega 3 nel controllo dell'infiammazione cellulare.

Come abbiamo visto, un terzo intervento dietetico del programma Zona consiste nel consumare quantità adeguate di polifenoli che, a valori elevati, si comportano da potenti antiossidanti e riducono la formazione di specie reattive dell'ossigeno (ROS) generate dalla conversione di calorie alimentari in energia chimica. Inibiscono, inoltre, l'attivazione del fattore NF-κB, agendo anche da antinfiammatori.

Infine, la strategia alimentare meno efficace (ma ancora utile) è la riduzione del consumo di grassi saturi, perché provocano l'attivazione del recettore TLR-4 nella membrana cellulare.

È ovvio che più accorgimenti alimentari mette in campo il paziente, maggiore è l'effetto di riduzione dell'infiammazione cellulare.

Sappiamo che il rapporto ematico AA/EPA è il marker più preciso e riproducibile a livello della membrana cellulare per misurarne lo stato di infiammazione.

Come abbiamo visto in precedenza, i leucotrieni derivati dall'AA sono potenti modulatori del fattore NF-κB. Pertanto, una riduzione del rapporto AA/EPA nella membrana della cellula bersaglio porta a una minore attivazione del fattore NF-κB perché si forma una quantità inferiore di potenti leucotrieni.

Essendo l'AA e l'EPA forniti in continuazione dalle membrane di tutte le cellule del corpo, comprese quelle del cervello, il loro rapporto nel sangue diventa un ottimo indicatore del loro rapporto approssimativo nella membrana cellulare. Esso rappresenta un punto di verifica a monte per controllare l'attivazione del fattore NF-κB.

Purtroppo il marker usato più comunemente per diagnosticare un'infiammazione è la proteina C reattiva (PCR). A differenza del rapporto AA/EPA, essa misura molto a valle l'attivazione del fattore NF-κB, poiché uno dei mediatori dell'infiammazione nella cellula bersaglio è l'IL-6, il quale deve raggiungere un livello abbastanza alto nel sangue per interagire con le cellule del fegato o del tessuto adiposo e produrre PCR. Ciò permette alla PCR di permanere a lungo nel sangue, più dei principali prodotti genici infiammatori (IL-1, IL-6, TNF e COX-2) che vengono liberati dopo l'attivazione del fattore NF-κB.

Ne risulta che è più facile misurare la PCR che i prodotti infiammatori più immediati generati dall'attivazione del fattore NF-κB. La facilità di misurazione, tuttavia, non indica necessariamente che la PCR sia un migliore marker clinico dell'infiammazione cellulare. In effetti, l'aumento del rapporto AA/EPA nella membrana della cellula bersaglio spesso precede di molti anni un aumento della PCR.

Un valore elevato del rapporto AA/EPA indica che

il fattore NF-κB ha raggiunto il punto critico e la cellula è pronta per avviare l'aumento di espressione genica di un'ampia gamma di mediatori infiammatori. Quando il valore di PCR è misurabile, significa che il fattore NF-κB è stato attivato da molto tempo, e che a questo punto l'infiammazione cellulare sta provocando un danno sistemico.

Se il rapporto AA/EPA nel sangue è il marker migliore della capacità in atto di controllare l'infiammazione cellulare in tutti i diecimila miliardi di cellule del corpo, quali sono i valori normali? Dopo migliaia di analisi del sangue eseguite sulla popolazione americana e dati pubblicati su quella italiana e giapponese, sono in grado di dare alcune linee guida:

Rapporto AA/EPA	*Commento*
Meno di 1	Troppo basso
1-3	Ideale
3-6	Buono
6-10	Nella media
10-15	Scarso
Maggiore di 15	A rischio

L'ideale sarebbe avere un rapporto AA/EPA compreso fra 1 e 3. Questi sono i livelli medi della popolazione giapponese, che ha la maggiore aspettativa di vita sana (longevità meno anni di disabilità) di qualsiasi altra. Aumentando il rapporto AA/EPA, aumenta il livello di infiammazione cellulare. Il livello medio della popolazione italiana è circa 10 e, teoricamente, ogni italiano che ha qualche malattia cronica ha un rapporto AA/EPA maggiore di 15. A loro confronto, il rapporto AA/EPA medio della popolazione americana è circa 20.

Ecco perché la salute degli americani sta peggiorando sempre più, non per mancanza di risorse, ma perché il loro livello di infiammazione è superiore a quello di chiunque altro.

E

La biologia dell'appetito

Il motivo per cui si acquista peso è che gli ormoni non sono in equilibrio. Per dimagrire bisogna riequilibrarli. In altre parole, bisogna mantenerli in Zona.

Abbiamo già parlato dell'importanza di certi ormoni fondamentali per controllare la fame e il senso di sazietà. Alcuni di essi sono elencati qui sotto.

Ormoni della fame	*Ormoni della sazietà*
Insulina (nel sangue)	Insulina (nel cervello)
Cortisolo	Leptina
Grelina	PYY
NPY	GLP-1
Endocannabinoidi	CCK
AGRP	Melanocortina (MSH)
	Ossintomodulina

Il controllo della fame dipende dall'equilibrio di questi ormoni nel sangue, nell'intestino e nel cervello.

Per ridurre le calorie, quindi, non basta la semplice forza di volontà, la faccenda è molto più complessa. Gran parte dell'azione ormonale ha luogo alla base dell'ipotalamo, in una zona detta nucleo arcuato, che contiene neuroni capaci di stimolare l'appetito (fame) e di sopprimerlo (sazietà). Stimolando i neuroni della sazietà, viene secreto l'ormone melanocortina. Stimolando quelli della fame, invece, viene liberato il neuropeptide Y (NPY) che stimola la fame, oltre che AGRP (*agouti-related peptides*), che inibiscono l'azione della melanocortina.

A seconda di quale serie di neuroni del nucleo arcuato è attivata, viene inviato un messaggio integrato a un'altra parte dell'ipotalamo (il nucleo paraventricolare) che, in definitiva, stabilisce se mangiare o no.

L'attivazione dei neuroni della fame e della sazietà è influenzata da numerosi altri ormoni che inviano informazioni da diverse parti del corpo. Questa complessità è perfettamente rappresentata dall'insulina. Un alto tasso di insulina nel sangue fa diminuire la glicemia. Ciò provoca un senso di fame, perché il cervello è deprivato della sua principale fonte di energia. Se ha fame il cervello, anche voi avete fame.

All'interno del cervello, però, succede ben altro. Quando l'insulina vi entra, inibisce l'azione di stimolo dei neuroni della fame e quindi aumenta il senso di sazietà (ecco la ragione per cui, se fate abbassare troppo il livello di insulina assumendo troppo poche calorie o non abbastanza carboidrati, avete fame di nuovo).

Ciò che impedisce all'insulina di arrivare al cervello è l'aumento di infiammazione cellulare del cervello. La stessa cosa accade con l'ormone leptina, proveniente dalle cellule adipose. Più grasso avete, più producete questo ormone. In teoria, se esso raggiungesse il cervello, un obeso smetterebbe di mangiare. Purtroppo la medesima infiammazione cellulare che genera resistenza all'insulina nel cervello, genera anche resistenza alla leptina, ed è solo riducendo l'infiammazione cellulare che si riesce a evitare la resistenza all'insulina e alla leptina a livello del sistema nervoso centrale, e a ottenere un maggiore senso di sazietà.

Ecco perché l'aumento di peso corporeo è davvero una conseguenza dell'incremento dell'infiammazione cellulare, non di mancanza di volontà. Per fortuna si possono ridurre sia l'insulino-resistenza che la leptino-resistenza seguendo il programma Zona.

Benché l'apparato digerente sia molto lontano dal cervello, ha un ruolo significativo nel controllo della fame e della sazietà. L'ormone grelina, sintetizzato nello stomaco, viene attivato dalla mancanza di cibo nello stomaco stesso. Una volta secreto, va direttamente al cervello per attivare i neuroni della fame, che a loro volta liberano NPY e AGRP e vi fanno sentire appetito.

C'è però un altro ormone, il PYY (attivato da proteine) che viene secreto dall'ileo (la parte inferiore dell'intestino tenue) e dalla parte superiore del colon (intestino crasso) per inibire l'azione della grelina. Tutto il sistema concorre ad accendere-spegnere il segnale di mangiare-non mangiare, inviato al cervello da varie parti dell'apparato digerente. Gli obesi hanno un livello di PYY molto basso e quindi l'interruttore di chiusura del senso di fame funziona poco e male.

Uno degli ormoni intestinali più studiati è la colecistochinina (CCK). Essa viene prodotta dal duodeno (la parte superiore dell'intestino tenue), sotto stimolo di grassi e proteine. Non solo provoca da parte della colecisti la secrezione di bile che serve a emulsionare i grassi per migliorarne l'assorbimento, ma manda un segnale di sazietà al cervello. Purtroppo la sua azione è molto breve, la sua semivita è misurata in minuti, ma pare che stimoli la liberazione di PYY, che ha un effetto maggiore sulla sazietà.

Una delle ragioni per cui sembra che gli interventi di bypass gastrico abbiano tanto successo è che dopo l'operazione c'è una maggiore risposta di PYY al cibo, e quindi un maggiore senso di sazietà. Ovviamente, ci sono sistemi migliori della chirurgia su un tessuto sano per aumentare la secrezione di PYY, per esempio seguire il programma Zona.

Oltre agli ormoni intestinali di cui abbiamo parlato, nell'intestino vi sono altri ormoni (GLP-1, ossintomodulina eccetera) coinvolti nella complessa regolazione ormonale dell'appetito. È evidente che l'apparato digerente ha un'ampia serie di sensori ormonali, dallo stomaco fino al colon, che trasmettono di continuo informazioni al cervello su quando mangiare e, soprattutto, quando smettere.

Altre sostanze che hanno un ruolo importante a livello encefalico – e che riescono a superare l'intricato equilibrio di ormoni endocrini che agiscono sui neuroni della fame e della sazietà del nucleo arcuato – sono gli endocannabinoidi. La loro produzione è stimolata dall'aumento di acido arachidonico nel cervello. Questi ormoni, che inducono il senso di fame, interagiscono in una zona dell'ipotalamo diversa da quella in cui si trova il nucleo arcuato. Il modo migliore di abbassare il loro livello è seguire il programma Zona, che permette di ridurre la produzione di AA consumando allo stesso tempo quantità adeguate di EPA.

Credo che possiate iniziare a capire, da questa breve descrizione del ruolo degli ormoni sulla regolazione dell'appetito, che l'aumento ponderale spesso ha poco a che fare con la mancanza di volontà o con le attraenti campagne pubblicitarie di multinazionali del cibo, ma è causato soprattutto dallo squilibrio ormonale, che può essere stabilizzato con una dieta corretta dal punto di vista ormonale come la Zona.

F

La biologia dell'invecchiamento

Luigi Cornaro (il nobile veneziano del Quindicesimo secolo di cui ho parlato in precedenza) ha scritto il primo resoconto sull'adozione di una dieta restrittiva ipocalorica per rallentare il processo di invecchiamento. Come abbiamo notato, la sua fortunata lotta alla vecchiaia era probabilmente una combinazione di restrizione calorica e aumentato consumo di polifenoli, contenuti nel vino rosso. Numerosi esperimenti con animali hanno dimostrato che assumere meno calorie (ma non meno nutrienti essenziali) porta maggiore longevità e un minor numero di malattie croniche. Analogamente, esperimenti condotti usando alti livelli di polifenoli dimostrano che anch'essi sono in grado di ridurre la velocità di invecchiamento.

Sappiamo che la popolazione giapponese ha la maggiore aspettativa di vita sana (longevità meno anni di disabilità), eppure anche al suo interno esiste un gruppo d'eccellenza. Si tratta degli abitanti di Okinawa, dove vive la maggiore percentuale di centenari al mondo. Come si spiega il fatto che non solo sono tanto vecchi, ma anche in buona salute?

Okinawa è una piccola isola vulcanica situata a circa ottocento chilometri a sud del Giappone. Lì la coltivazione del riso è difficoltosa, mentre crescono bene gli ortaggi. La dieta degli abitanti di Okinawa consiste in molto pesce (più che nelle isole principali del Giappone) e molte verdure (circa un chilo al giorno), un po' di tofu e, a sorpresa, molto più maiale di quanto se ne consumi normalmente nella dieta giapponese. Il loro segreto sta nel consumare poche calorie. La dieta Zona è simile a quella degli abitanti di Okinawa, perché è ipocalorica (non per scelta, ma perché non si ha fame tra un pasto e l'altro), ricca di acidi grassi omega 3 e di carboidrati colorati, e povera di carboidrati bianchi e acidi grassi omega 6.

Per capire perché la restrizione calorica rallenti il processo di invecchiamento è necessario ricorrere alla biologia molecolare.

La restrizione calorica rappresenta uno stress per qualsiasi organismo biologico, poiché le calorie sono necessarie per essere trasformate in energia chimica (soprattutto ATP). Limitando le calorie (pur rimanendo in equilibrio le quantità di proteine, carboidrati e grassi), l'organismo risponde regolando positivamente l'«enzima della vita», l'AMP chinasi. Esso è in grado di riciclare i prodotti di degradazione dell'ATP per formare nuovo ATP. In questo modo il corpo riesce a mantenere l'energia chimica necessaria ad alimentarsi malgrado il minore apporto di calorie con la dieta.

Sembra che la regolazione positiva dell'AMP chinasi sia concertata da un gene chiamato SIRT-1. L'espressione di questo gene è una maggiore produzione di una proteina, la sirtuina, che mette in moto l'attività dell'AMP chinasi.

Tuttavia, anche i polifenoli sono in grado di regolare positivamente l'attività dell'AMP chinasi, quindi più carboidrati colorati mangiate (per esempio, un chilo di verdure e frutta al giorno), più AMP chinasi producete. L'aumento di AMP chinasi incrementa la produzione di ATP, che permette di vivere più a lungo e meglio.

Le cose, però, non sono sempre così semplici.

L'AMP chinasi è anche uno dei principali regolatori del metabolismo (ricordate che il metabolismo è la «scatola nera» del corpo, poiché trasforma le calorie dell'alimentazione in ATP). Una parte di metabolismo da esso regolata è la riduzione di un altro fattore di trascrizione genica, conosciuto come bersaglio della rapamicina nei mammiferi, o mTOR, che è uno stimolatore della crescita, in particolare di quella muscolare, ma alcuni studi hanno ipotizzato che possa influire anche sulla proliferazione tumorale. Sembra quindi che più si riduce l'attività del mTOR, più a lungo si vive (forse un po' meno muscolosi, ma nessuno è perfetto...).

Un'altra conseguenza della riduzione dell'attività del mTOR è che la cellula ha un turnover meno rapido. Ogni volta che una cellula si divide, perde un pezzetto della regione terminale dei filamenti di DNA, detto telomero (il premio Nobel per la medicina del 2009 è stato assegnato a scienziati che hanno spiegato l'importanza dei telomeri). Più i telomeri sono lunghi, più la cellula vive. Quando l'attività del mTOR diminuisce, il telomero rimane più lungo e quindi la cellula si può dividere per un periodo di tempo maggiore.

Un altro fattore di crescita che aumenta il turnover della cellula è l'ormone insulina. Studi su animali a cui sono stati rimossi i recettori dell'insulina hanno dimostrato che questi vivono più a lungo. Invece di eliminare i recettori dell'insulina, la dieta Zona ne riduce semplicemente il livello, bilanciando meglio il carico glicemico con le proteine, a ogni pasto e per tutta la vita. Se lo trovate troppo difficile, basta prendere più acidi grassi omega 3. Più ne consumate, minore è il turnover del telomero. Qual è la loro quantità ideale? Dipende dal rapporto AA/EPA nel vostro sangue: se riuscite a mantenerlo a un valore fra 1 e 3, state facendo il possibile per vivere più a lungo.

E questo è tutto.

Combattere l'invecchiamento è una complessa interazione fra restrizione calorica, attivazione dell'AMP chinasi, aumento di assunzione di omega 3 e polifenoli e diminuzione dei tassi di mTOR e insulina. Le cose sembrano molto complicate, eppure basta seguire la Zona per trarre beneficio dalla complessità biochimica dell'invecchiamento.

G

Batteri intestinali e salute umana

Come abbiamo detto, il nostro corpo è dotato di due cervelli. Il primo si trova dentro il cranio, il secondo è nell'intestino. I due cervelli sono in comunicazione costante, per un evidente motivo: se non assumiamo abbastanza calorie con il cibo, non abbiamo sufficiente energia per sopravvivere.

Tuttavia, il sistema di comunicazione può essere disturbato dalla presenza di quei centomila miliardi di batteri che vivono nell'intestino. È un numero enorme, se pensiamo che in tutto il corpo vi sono «solo» diecimila miliardi di cellule. Ancora più importante è il fatto che la quantità di DNA batterico nel nostro intestino è cento volte superiore a quella che abbiamo nelle cellule del corpo.

Sin dall'inizio della nostra specie, circa duecentomila anni fa, siamo evoluti insieme ai batteri. Ecco perché, fra i milioni di batteri diversi che vivono nel nostro ambiente, nell'intestino ve ne sono solo circa cinquecentomille diversi tipi, e probabilmente più del 99 per cento di quei centomila miliardi appartengono a circa trenta-quaranta tipi differenti.

Sembra che la reale composizione di questi complessi ecosistemi appartenga a tre classi differenti. I centomila miliardi di alieni che risiedono nel nostro intestino possono essere considerati batteri amici, o probiotici.

Parlo di amici poiché questo numero limitato di specie batteriche aiuta a digerire i carboidrati che non sono assorbiti facilmente (e provocherebbero diarrea se non fossero metabolizzati dai batteri), produce alcune vitamine, mette in guardia il sistema immunitario dell'intestino da batteri veramente cattivi (patogeni) che potrebbero passare attraverso la mucosa dell'apparato digerente, e si insedia in posizioni di difesa sulla sua superficie interna per impedire che i batteri cattivi prendano piede. È una buona organizzazione simbiotica, sia per i batteri sia per noi: i batteri hanno un ambiente sicuro e ricco di sostanze nutritive, e in cambio ci proteggono dai microrganismi potenzialmente pericolosi.

Poiché più del 50 per cento della massa fecale è composto da batteri, per mantenere questa relazione simbiotica i batteri intestinali devono essere continuamente stimolati a crescere. Qui intervengono i polifenoli, che agiscono sostanzialmente come prebiotici (cioè stimolano la crescita dei batteri). I polifenoli si comportano anche da agenti antimicrobici contro i batteri cattivi. In definitiva, finché avete un apporto costante di polifenoli con l'alimentazione, l'intestino sta bene e ciò si traduce in una migliore salute in generale.

Purtroppo, si interpongono i progressi della farmacologia moderna: uno dei suoi doni è stato l'avvento degli antibiotici, la medicina più miracolosa di tutti i tempi. In realtà all'industria farmaceutica essi non vanno molto a genio, dato che non devono essere usati tutta la vita e costano poco (e quindi il profitto che se ne ricava è scarso). Negli anni Cinquanta gli allevatori di bestiame scoprirono che, somministrando ai loro bovini, suini e polli basse dosi di antibiotici a buon mercato, gli animali crescevano più in fretta. In realtà, la maggiore crescita era dovuta al fatto che ingrassavano. Nessuno ci pensò più fino a quando, circa quarant'anni fa, in America iniziò l'epidemia di obesità. Solo di recente, con il progresso delle tecniche genetiche, è stato possibile indagare se esiste un nesso fra composizione dei batteri intestinali, obesità e altre malattie croniche.

Purtroppo, sembra che tale legame esista, ma non è semplice da spiegare. Si sa che gli obesi hanno una composizione di batteri intestinali diversa da quella delle persone magre, ma fin qui siamo di fronte a una correlazione, non a una causa dell'obesità.

Poiché è noto che l'obesità è associata all'infiammazione cellulare – come ho spiegato nel libro *Magri per sempre* – non potrebbe essere la composizione di batteri intestinali ad aumentare ancora di più l'infiammazione cellulare degli adipociti e a diffonderla agli altri organi?

Io penso che vi sia un'unica risposta, e che sia affermativa.

Tuttavia, si dice che la verità stia sempre nel mezzo. La combinazione di livelli troppo bassi di batteri intestinali buoni e l'aumento dell'infiammazione cellulare della mucosa intestinale è micidiale non solo per l'obesità, ma anche per il diabete e altre patologie croniche. Per comprendere il motivo, bisogna ritornare ai recettori toll-like descritti nell'Appendice C. Essi si trovano in tutte le cellule del corpo e hanno la funzione di scoprire i frammenti batterici, che a loro volta generano infiammazione cellulare attivando il fattore NF-κB. L'aumento di infiammazione provoca uno sconvolgimento del sistema di regolazione ormonale, soprattutto di quello dell'insulina, che porta all'insulino-resistenza. Una volta insediata, essa inizia una spirale negativa che genera obesità e diabete.

Man mano che nell'intestino si riduce il livello di batteri buoni (per mancanza di prebiotici, come i polifenoli, nell'alimentazione), oppure aumenta l'infiammazione della mucosa intestinale (pensatela come una seconda pelle), un maggior numero di batteri patogeni ha l'opportunità di entrare nel circolo sanguigno. Quando vengono individuati dai recettori toll-like delle cellule, l'infiammazione cellulare si estende.

Il livello di batteri intestinali buoni diminuisce quando si fanno troppi cicli di antibiotici, si mangiano prodotti animali ingrassati con una combinazione di antibiotici e mais (entrambi ricchi di carboidrati ad alto valore glicemico e acidi grassi omega 6) o non si assumono abbastanza polifenoli. Aggiungeteci il sempre maggiore consumo di acidi grassi omega 6 e la diminuzione di omega 3, e potete essere certi che la mucosa intestinale si infiammerà, permettendo il passaggio dei batteri cattivi, che altrimenti non riuscirebbero ad attraversarla. Si parla allora di sindrome della permeabilità intestinale (*Leaky-gut syndrome*).

A questo punto nel circolo sanguigno entrano molti altri batteri (oltre che altre proteine del cibo, come quelle che si trovano nei prodotti contenenti glutine) e aumenta ancora il livello di infiammazione cellulare in tutto il corpo. La conseguenza è che si ingrassa, si accelera lo sviluppo di malattie croniche e si invecchia più in fretta.

Una delle principali strategie per perdere peso e invecchiare più lentamente è quindi mantenere sano l'intestino. Il programma Zona ha proprio questa funzione. Diminuendo il consumo di acidi grassi omega 6 (e anche di grassi saturi) e aumentando quello di omega 3 si riduce l'attività dei recettori toll-like, specialmente del TLR-4.

Se non mangiate un chilo di pesce al giorno, è probabile che abbiate bisogno di integratori a base di omega 3 concentrato e distillato, sufficienti a fare la differenza. Si possono valutare i risultati misurando il rapporto AA/EPA nel sangue. Poi dovrete cercare di consumare sufficienti polifenoli, ovvero mangiare circa un chilo di verdura al giorno, o assumere estratti di polifenoli purificati. Occorre anche controllare la risposta dell'insulina mantenendo in ogni pasto il giusto equilibrio fra proteine e carico glicemico.

Infine, bisogna limitare le calorie e lo si può fare in modo specifico seguendo la dieta Zona, che permette di non avere fame tra un pasto e l'altro.

È necessaria una disciplina alimentare, ma ricordate che la salute è l'unica cosa alla quale nessuno di noi vuole rinunciare.

H
L'epigenetica

Nel 2000 fu dato grande rilievo alla notizia che il genoma umano era stato decodificato. Si pensava di essere finalmente entrati nell'era della medicina personalizzata ma la fiammata si spense presto, lasciando tante domande senza risposta.

Prima di tutto, sembrava che i geni umani non fossero poi molto diversi da quelli dello scimpanzé. Inoltre, nel genoma umano vi era tantissimo DNA «spazzatura» che pareva privo di qualsiasi funzione (cioè non codificava la sintesi di proteine come gli altri venticinquemila geni in esso contenuti).

Ora sappiamo che la genetica è molto più complessa. Nonostante il numero di geni umani sia inferiore o diverso da quello di altri animali o piante, sembra che siano attivati o meno con maggiore precisione e velocità da fattori di trascrizione dei geni. Inoltre, gran parte della maggiore e raffinata attività di trascrizione dei geni è dovuta alla presenza di minuscoli frammenti di RNA, trovati nel DNA «spazzatura». Infine, in teoria tutti i fattori di trascrizione sembra che siano influenzati dalle sostanze nutritive, e questo è il campo della nutrigenomica.

Esiste però un altro livello di genetica di cui non ci eravamo mai accorti: l'epigenetica. L'epigenetica è come una nuvola informatica: c'è, ma nessuno sa esattamente come funziona. Il DNA non esiste in forma isolata, ma è circondato da proteine, chiamate istoni. Se essi sono chiusi, il DNA non si replica, se sono aperti, riesce a replicarsi. Ciò che controlla l'apertura e la chiusura degli istoni è la loro strategica acetilazione, oltre alla metilazione del DNA stesso. Se una parte di DNA è metilata, diventa silente e non può replicarsi. L'acetilazione degli istoni e la metilazione del DNA non modificano il gene, ma ne determinano l'espressione. L'ambiente in cui viviamo (alimentazione, infiammazione cellulare, stress, inquinamento eccetera) controlla questi segnali epigenetici e quindi anche l'espressione dei geni.

Probabilmente, il momento della vita in cui l'impronta epigenetica sul DNA è più soggetta a influenze esterne è nell'utero, quando cioè l'alimentazione della madre e l'ambiente in cui vive segnano il feto dal punto di vista epigenetico, per prepararlo al mondo che lo aspetta dopo la nascita.

Se la programmazione epigenetica che avviene nell'utero è male abbinata all'ambiente in cui si trova a vivere il neonato, sorgono dei problemi, di solito sotto forma di tendenza all'obesità, diabete, cardiopatie e cancro.

Purtroppo, le impronte epigenetiche possono durare fino a tre generazioni. Non solo, ma nel passaggio da una generazione all'altra si possono anche amplificare secondo l'ambiente in cui vive la successiva generazione di genitori e, a loro volta, si trasmettono al nascituro attraverso la programmazione fetale. Ciò vale specialmente per l'obesità.

In uno studio molto allarmante, pubblicato nel 2009, alcuni ricercatori usarono topi geneticamente identici e li divisero in due gruppi. La dieta dei topi era uguale e conteneva la stessa quantità di calorie, proteine, carboidrati e grassi totali. L'unica differenza era che in un gruppo i grassi erano più ricchi di acidi grassi omega 3 e più poveri di omega 6. Apparentemente la differenza era minima.

I due gruppi furono mantenuti in condizioni alimentari identiche per tre generazioni. Arrivati alla terza, i topi nutriti con la dieta ricca di omega 6 erano notevolmente obesi rispetto all'altro gruppo. Inoltre, presentavano sintomi di prediabete e ingrossamento del cuore, sintomo di uno stadio precoce di cardiopatia. I cambiamenti erano stati indotti dall'infiammazione cellulare provocata dalla dieta. Disgraziatamente, i sintomi si erano amplificati di generazione in generazione.

In America, siamo alla terza generazione di questa infiammazione cellulare causata dalla dieta. Non sorprende nessuno che il gruppo di individui obesi che cresce maggiormente sia quello dei bambini fra zero e quattro anni. L'Italia ha subito gli stessi cambiamenti alimentari solo da due generazioni, eppure i bambini italiani di oggi sono i più grassi d'Europa, mentre quelli della generazione precedente erano i più magri.

Le implicazioni sono spaventose. Sembra che i recenti cambiamenti della dieta (la Tempesta Nutrizionale Perfetta) si diffondano come un virus, a partire dagli americani e contagiando tutto il mondo. Per fortuna qualcosa sta cambiando.

Esperimenti eseguiti in Norvegia indicano che il passaggio da una dieta proinfiammatoria a una antinfiammatoria (come la dieta Zona) può alterare l'espressione genica. In particolare, i geni antinfiammatori verrebbero regolati positivamente e quelli proinfiammatori negativamente.

Si è osservato che tali cambiamenti dell'espressione genica avverrebbero addirittura in ventiquattro ore, e rimarrebbero stabili per tutto il tempo in cui si segue la dieta antinfiammatoria.

I cambiamenti epigenetici possono diventare permanenti se non si correggono i fattori ambientali (per esempio, una dieta infiammatoria), ma mutano rapidamente in risposta a una dieta antinfiammatoria. Se si combinano i cambiamenti epigenetici indotti dall'eccesso di acidi grassi omega 6 con quelli della composizione batterica intestinale dovuti all'uso indiscriminato di antibiotici e a una dieta diversa, è biologicamente impossibile sottrarsi alla comparsa di un'epidemia di obesità, sindromi metaboliche e diabete.

Se volete perdere peso e invecchiare meno rapidamente, il programma Zona dovrebbe diventare la vostra «medicina» di prima scelta per cambiare l'espressione dei geni. Altrimenti, prevedo un futuro di cui aver paura per voi stessi, ma soprattutto per i vostri figli.

Bibliografia

Perché ingrassiamo e invecchiamo più rapidamente?

Agus M.S., Swain J.F., Larson C.L., Eckert E.A., Ludwig D.S., «Dietary composition and physiologic adaptations to energy restriction», *Am J Clin Nutr* 71 (2000), pp. 901-907.

Ebbeling C.B., Leidig M.M., Feldman H.A., Lovesky M.M., Ludwig D.S., «Effects of a low-glycemic load vs low-fat diet in obese young adults: a randomized trial», *JAMA* 297 (2007), pp. 2092-2102.

Ludwig D.S., Majzoub J.A., Al-Zahrani A., Dallal G.E., Blanco I., Roberts S.B., Agus M.S., Swain J.F., Larson C.L., Eckert E.A., «Dietary High glycemic index foods, overeating, and obesity», *Pediatrics* 103 E26 (1999).

Ludwig D.S., «The glycemic index: physiological mechanisms relating to obesity, diabetes, and cardiovascular disease», *JAMA* 287 (2002), pp. 2414-2423.

Pereira M.A., Swain J., Goldfine A.B., Rifai N., Ludwig D.S., «Effects of a low-glycemic load diet on resting energy expenditure and heart disease risk factors during weight loss», *JAMA* 292 (2004), pp. 2482-2490.

Salomon J.A., Wang H., Freeman M.K., Vos T., Flaxman A.D., Lopez A.D., Murray C.J., «Healthy life expectancy for 187 countries, 1990–2010: A systematic analysis for the Global Burden Disease Study 2010», *Lancet* 380 (2012), pp. 2144-2162.

Sears B., *Come raggiungere la Zona*, Sperling & Kupfer, Milano 2000.

Sears B., *La Zona anti-età*, Sperling & Kupfer, Milano 2001.

Sears B., *Prevenire con la Zona*, Sperling & Kupfer, Milano 2006.

Sears B., *Magri per sempre*, Sperling & Kupfer, Milano 2009.

Wolfe M, Lichtenstein D.R., Singh G., «Gastrointestinal toxicity of nonsteroidal anti-inflammatory drugs», *New Engl J Med* 340 (1999), pp. 1888-1899.

I pilastri della Zona

Morandi D., Sears B., *Il bello della Zona*, Sperling and Kupfer, Milano 2007.

Sears B., *Come raggiungere la Zona*, Sperling & Kupfer, Milano 2000.

Sears B., *La Zona anti-età*, Sperling & Kupfer, Milano 2001.

Sears B., *La Zona Omega 3Rx*, Sperling & Kupfer Milano 2003.

Sears B., *Prevenire con la Zona*, Sperling & Kupfer, Milano 2006.

Sears B., *Magri per sempre*, Sperling & Kupfer, Milano 2009.

La Zona: equilibrio nel piatto, equilibrio negli ormoni

Agus M.S., Swain J.F., Larson C.L., Eckert E.A., Ludwig D.S., «Dietary composition and physiologic adaptations to energy restriction», *Am J Clin Nutr* 71 (2000), pp. 901-907.

Ambring A., Johansson M., Axelsen M., Gan L., Strandvik B., Friberg P., «Mediterranean-inspired diet lowers the ratio of serum phospholipids n-6 to n-3 fatty acids, the number of leukocytes and platelets, and vascular endothelial growth factor in healthy subjects», *Am J Clin Nutr* 83 (2006), pp. 575-581.

Bell S.J., Sears B., «Low glycemic load diets: impact on obesity and chronic diseases», *Crit Rev Food Sci Nutr* 43 (2003), pp. 357-377.

Bell S.J., Sears B., «A proposal for a new national diet: a low glycemic load diet with a unique macronutrient composition», *Metabolic Syndrome and Related Disorders* 1 (2003), pp. 199-208.

Brenner R.R., «Nutrition and hormonal factors influencing desaturation of essential fatty acids», *Prog Lipid Res* (1982) 20, pp. 41-48.

Brenner R.R., «Hormonal modulation of delta 6 and delta 5 desaturases: case of diabetes», *Prostaglandins Leukot Essent Fatty Acids* 68 (2003), pp. 151-162.

Dumesnil J.G., Turgeon J., Tremblay A., Poirier P., Gilbert M., Gagnon L., St-Pierre S., Garneau C., Lemieux I., Pascot A., Bergeron J., Despres J.P., «Effect of a low-glycaemic index-low-fat-high protein diet on the atherogenic metabolic risk profile of abdominally obese men», *Br J Nutr* 86 (2001), pp. 557-568.

Eaton S.B., Konner M.J., «Paleolithic nutrition», *N Engl J Med* 312 (1985), pp. 283-289.

Eaton B., Shostak M., Konner M., *The Paleolithic Prescription*, Harper and Row, New York 1988.

Ebbeling C.B., Leidig M.M., Feldman H.A., Lovesky M.M., Ludwig D.S., «Effects of a low-glycemic load vs low-fat diet in obese young adults: a randomized trial», *JAMA* 297 (2007), pp. 2092-2102.

El Boustani S., Gausse J.E., Descomps B., Monnier L., Mendy F., Crastes de Paulet A., «Direct in vivo characterization of the delta-5 desaturase activity in humans by deuterium labeling: effect of insulin», *Metab* 38 (1989), pp. 3315-3321.

Fontana L., Meyer T.E., Klein S., Holloszy J.O., «Long-term calorie restriction is highly effective in reducing the risk for atherosclerosis in humans», *Proc Natl Acad Sci USA* 101 (2004), pp. 6659-6663.

Fontani G., Corradeschi F., Felici A., Alfatti F., Bugarini R., Fiaschi A.I., Cerretani D., Montorfano G., Rizzo A.M., Berra B., «Blood profiles, body fat and mood state in healthy subjects on different diets supplemented with omega-3 polyunsaturated fatty acids», *Eur J Clin Invest* 35 (2005), pp. 499-507.

Foster G.D., Wyatt H.R., Hill J.O., McGuckin B.G., Brill C., Mohammed B.S., Szapary P.O., Rader D.J., Edman J.S., Klein S., «A randomized trial of a low-carbohydrate diet for obesity», *N Engl J Med* 22 (2003), pp. 2082-2090.

Gannon M.C., Nuttall F.Q., Saeed A., Jordan K., Hoover H., «An increase in dietary protein improves the blood glucose response in persons with type 2 diabetes», *Am J Clin Nutr* 78 (2003), pp. 734-741.

Jenkins D.J., Wolever T.M., Taylor R.H., Barker H., Fielden H., Baldwin J.M., Bowling A.C., Newman H.C., Jenkins A.L., Goff D.V., «Glycemic index of foods: a physiological basis for carbohydrate exchange», *Am J Clin Nutr* 34 (1981), pp. 362-366.

Johnston C.S., Day C.S., Swan P.D., «Postprandial thermogenesis is increased 100% on a high-protein, low-fat diet versus a high-carbohydrate, low-fat diet in healthy, young women», *J Am Coll Nutr* 21 (2002), pp. 55-61.

Johnston C.S., Tjonn S.L., Swan P.D., «High-protein, low-fat diets are effective for weight loss and favorably alter biomarkers in healthy adults», *J Nutr* 134 (2004), pp. 586-591.

Johnston C.S., Tjonn S.L., Swan P.D., White A., Hutchins H., Sears B., «Ketogenic low-carbohydrate diets have no metabolic advantage over nonketogenic low-carbohydrate diets», *Am J Clin Nutr* 83 (2006), pp. 1055-1061.

Joslin Diabetes Research Center Dietary Guidelines, www.joslin.org/Files/Nutrition_Guideline_Graded.pdf (2007).

Lasker D.A., Evans E.M., Layman D.K., «Moderate carbohydrate, moderate protein weight loss diet reduces cardiovascular disease risk compared to high carbohydrate, low protein diet in obese adults: A randomized clinical trial», *Nutr Metab* 5 (2008), pp. 30.

Layman D.K., Boileau R.A., Erickson D.J., Painter J.E., Shiue H., Sather C., Christou D.D., «A reduced ratio of dietary carbohydrate to protein improves body composition and blood lipid profiles during weight loss in adult women», *J Nutr* 133 (2003), pp. 411-417.

Layman D.K., Shiue H., Sather C., Erickson D.J., Baum J., «Increased dietary protein modifies glucose and insulin homeostasis in adult women during weight loss», *J Nutr* 133 (2003), pp. 405-410.

Layman D.K., Evans E.M., Erickson D., Seyler J., Weber J., Bagshaw D., Griel A., Psota T., Kris-Etherton P., «A moderate-protein diet produces sustained weight loss and long-term changes in body composition and blood lipids in obese adults», *J Nutr* 139 (2009), pp. 514-521.

Liu S., Manson J.E., Stampfer M.J., Holmes M.D., Hu F.B., Hankinson S.E., Willett W.C., «Dietary glycemic load assessed by food-frequency questionnaire in relation to plasma high-density-lipoprotein cholesterol and fasting plasma triacylglycerols in postmenopausal women», *Am J Clin Nutr* 73 (2001), pp. 560-566.

Liu S., Manson J.E., Buring J.E., Stampfer M.J., Willett W.C., Ridker P.M., «Relation between a diet with a high glycemic load and plasma concentrations of high-sensitivity C-reactive protein in middle-aged women», *Am J Clin Nutr* 75 (2002), pp. 492-498.

Liu S., Willett W.C., Stampfer M.J., Hu F.B., Franz M., Sampson L., Hennekens C.H., Manson J.E., «A prospective study of dietary glycemic load, carbohydrate intake, and risk of coronary heart disease in US women», *Am J Clin Nutr* 71 (2002), pp. 1455-1461.

Ludwig D.S., Majzoub J.A., Al-Zahrani A., Dallal G.E., Blanco I., Roberts S.B., Agus M.S., Swain J.F., Larson C.L., Eckert E.A., «Dietary High glycemic index foods, overeating, and obesity», *Pediatrics* 103, E26 (1999).

Ludwig D.S., «The glycemic index: physiological mechanisms relating to obesity, diabetes, and cardiovascular disease», *JAMA* 287 (2002), pp. 2414-2423.

Markovic T.P., Jenkins A.B., Campbell L.V., Furler S.M., Kraegen E.W., Chisholm D.J., «The determinants of glycemic responses to diet restriction and weight loss in obesity and NIDDM», *Diabetes Care* 21 (1998), pp. 687-694.

Markovic T.P., Campbell L.V., Balasubramanian S., Jenkins A.B., Fleury A.C., Simons L.A., Chisholm D.J., «Beneficial effect on average lipid levels from energy restriction and fat loss in obese individuals with or without type 2 diabetes», *Diabetes Care* 21 (1998), pp. 695-700.

McCullough M.L., Feskanich D., Rimm E.B., Giovannucci E.L., Ascherio A., Variyam J.N., Spegelman D., Stampfer M.J., Willett W.C., «Adherence to the Dietary Guidelines for Americans and the risk of major chronic disease in men», *Am J Clin Nutr* 72 (2000), pp. 1223-1231.

McCullough M.L., Feskanich D., Stampfer M.J., Rosner B.A., Hu F.B., Hunter D.J., Variyam J.N., Colditz G.A., Willett W.C., «Adherence to the Dietary Guidelines for Americans and risk of major chronic disease in women», *Am J Clin Nutr* 72 (2000), pp. 1214-1222.

Mitrou P.N., Kipnis V., Thiebaut A.C., Reedy J., Subar A.F., Wirfalt E., Flood A., Mouw T., Hollenbeck A.R., Leitzmann M.F., Schatzkin A., «Mediterranean dietary pattern and prediction of all-cause mortality in a US population: results from the NIH-AARP Diet and Health Study», *Arch Intern Med* 167 (2007), pp. 2461-2468.

Nuttall F.Q., Gannon M.C., Saeed A., Jordan K., Hoover H., «The metabolic response of subjects with type 2 diabetes to a high-protein, weight-maintenance diet», *J Clin Endocrinol Metab* 88 (2003), pp. 3577-3583.

Pelikonova T., Kohout M., Base J., Stefka Z., Kovar L., Kerdova L., Valek J., «Effect of acute hyperinsulinemia on fatty acid composition of serum lipid in non-insulin dependent diabetics and healthy men», *Clin Chem Acta* 203 (1991), pp. 329-337.

Pereira M.A., Swain J., Goldfine A.B., Rifai N., Ludwig D.S., «Effects of a low-glycemic load diet on resting energy expenditure and heart disease risk factors during weight loss», *JAMA* 292 (2004), pp. 2482-2490.

Pittas A.G., Roberts S.B., Das S.K., Gilhooly C.H., Saltzman E., Golden J., Stark P.C., Greenberg A.S., «The effects of the dietary glycemic load on type 2 diabetes risk factors during weight loss», *Obesity* 14 (2006), pp. 2200-2209.

Pittas A.G., Das S.K., Hajduk C.L., Golden J., Saltzman E., Stark P.C., Greenberg A.S., Roberts S.B., «A low-glycemic load diet facilitates greater weight loss in overweight adults with high insulin secretion but not in overweight adults with low insulin secretion in the CALERIE Trial», *Diabetes Care* 28 (2005), pp. 2939-2941.

Sears B., *Come raggiungere la Zona*, Sperling & Kupfer, Milano 2000.

Sears B., *La Zona: la nuova alimentazione*, Sperling & Kupfer, Milano 2010.

Sears, B., *Zone Perfect Meals*, Regan Books, New York 1998.

Sears B., and Sears L. *Zone Meals in Seconds*, Regan Books, New York 2001.

Sears B., *La Zona Omega 3Rx*, Sperling & Kupfer, Milano 2003.

Sears B., *Prevenire con la Zona*, Sperling & Kupfer Milano 2006.

Sears B., *Magri per sempre*, Sperling & Kupfer, Milano 2009.

Sears B., Bell S.J., «The Zone Diet: an anti-inflammatory, low glycemic-load diet», *Metabolic syndrome and Related Disorders* 2 (2004), pp. 24-38.

Silver M.J., Hoch W., Kocsis J.J., Ingerman C.M., Smith J.B., «Arachidonic acid causes sudden death in rabbits», Science 183 (1974), pp. 1085-1087.

Skov A.R., Toubro S., Ronn B., Holm L., Astrup A., «Randomized trial on protein vs. carbohydrate in ad libitum fat reduced diet for the treatment of obesity», *Int J Obes Relat Metab Disord* 23 (1999), pp. 528-536.

Unger R.H., «Glucagon and the insulin-glucagon ratio in diabetes and other catabolic illnesses», *Diabetes* 20 (1971), pp. 834-838.

Unger R.H., Lefebvre P.J., *Glucagon: Molecular Physiology, Clinical and therapeutic Implications*, Pergamon Press, Oxford 1972.

Wolfe B.M., Piche L.A., «Replacement of carbohydrate by protein in a conventional-fat diet reduces cholesterol and triglyceride concentrations in healthy normolipidemic subjects», *Clin Invest Med* 22 (1999), pp. 140-1488.

Whitten P., «Stanford's Secret Weapon», *Swimming World* (1993).

Acidi grassi omega 3: i controllori dell'infiammazione

Arisawa K., Matsumura T., Tohyama C., Saito H., Satoh H., Nagai M., Morita M., Suzuki T., «Fish intake, plasma omega-3 polyunsaturated fatty acids, and polychlorinated dibenzo -p-dioxins/polychlorinated dibenzo-furans and co-planar polychlorinated biphenyls in the blood of the Japanese population», *Int Arch Occup Environ Health* 76 (2003), pp. 205-215.

Consumer Reports, «Fish pills vs. claims», January 2012 (2012).

Iso H., Sato S., Falsm A.R., Shimamoto T., Terao A., Munger R.G., Kitamure A., Konishi M., Iida M., Komachi Y., «Serum fatty acids and fish intake in rural Japanese, urban Japanese, Japanese American and Caucasian American men», *Int J Epidemiol* 18 (1989), pp. 374-381.

Kagawa Y., Nishizawa M., Suzuki M., Miyatake T., Hamamoto T., Goto K., Motonaga E., Izumikawa H., Hirata H., Ebihara A., «Eicosapolyenoic acid of serum lipids of Japanese islanders with low incidence of cardiovascular diseases», *J Nutr Sci Vitaminol* 28 (1982), pp. 441-453.

Nakamura T., Azuma A., Kuribayashi T., Sugihara H., Okuda S., Nakagawa M., «Serum fatty acid levels, dietary style and coronary heart in three neighbouring areas in Japan», *Brit J Nutr 89* (2003), pp. 267-272.

Pedesen H.S., Mulvad G., Seidelin K.N., Malcom G.T., Doudreau D.A., «N-3 fatty acids as a risk marker for haemorrhagic stroke», *Lancet* 353 (1999), pp. 812-813.

Sears B., *Come raggiungere la Zona*, Sperling & Kupfer, Milano 2000.

Sears B., *La Zona Omega 3Rx*, Sperling & Kupfer, Milano 2003.

Sears B., *Prevenire con la Zona*, Sperling & Kupfer, Milano 2006.

Sears B., *Magri per sempre*, Sperling & Kupfer, Milano 2009.

Sorgi P.J., Hallowell E.M., Hutchins H.L., Sears B., «Effects of an open-label pilot study with high-dose EPA/DHA concentrates on plasma phospholipids and behavior in children with attention deficit hyperactivity disorder», *Nutr J* 6 (2007), p. 16.

Yamada T., Strong J.P., Ishii T., Ueno T., Koyama M., Wagayama H., Shimizu A., Sakai T., Malcom G.T., Guzman M.A., «Atherosclerosis and omega-3 fatty acids in the populations of fishing village and a farming village in Japan», *Athero* 153 (2000), pp. 469-481.

Yokoyama M., Origasa H., Matsuzaki M., Matsuzawa Y., Saito Y., Ishikawa Y., Oikawa S., Sasaki J., Hishida H., Itakura H., Kita T., Kitabatake A., Nakaya N., Sakata T., Shimada K., Shirato K., «Effects of eicosapentaenoic acid on major coronary events in hypercholesterolaemic patients (JELIS): a randomized open-label, blinded endpoint analysis», *Lancet* 369 (2007), pp. 1090-1098.

Zuijdgeest-van Leeuwen S.D., Dagnelie P.C., Rietveld T., van den Berg J.W.O., Wilson J.H.P., «Incorporation and washout of rally administered n-3 fatty acid ethyl esters in different plasma lipid fractions», *Brit J Nutr* 82 (1999), pp. 481-488.

Polifenoli: i colori della Zona

Biesalski H.K., «Polyphenols and inflammation: basic interactions», *Curr Opin Clin Nutr Metab Care* 10 (2007), pp. 724-728.

Carluccio M.A., Siculella L., Ancora M.A., Massaro M., Scoditti E., Storelli C., Visioli F., Distante A., De Caterina R., «Olive oil and red wine antioxidant polyphenols inhibit endothelial activation: antiatherogenic properties of Mediterranean diet phytochemicals», *Arterioscler Thromb Vasc Biol* 23 (2003), pp. 622-629.

Lagouge M., Argmann C., Gerhart-Hines Z., Meziane H., Lerin C., Daussin F., Messadeq N., Milne J., Lambert P., Elliott P., Geny B., Laakso M., Puigserver P., Auwerx J., «Resveratrol improves mitochondrial function and protects against metabolic disease by activating SIRT1 and PGC-1alpha», Cell 127 (2006), pp. 1109-1122.

McCarty M.F., «Potential utility of natural polyphenols for

reversing fat-induced insulin resistance», *Med Hypotheses* 64 (2005), pp. 628-635.

Nam N.H., «Naturally occurring NF-kappaB inhibitors», *Mini Rev Med Chem* 6 (2006), pp. 945-951.

Relja B., Tottel E., Breig L., Henrich D., Schneider H., Marzi I., Lehnert M. «Plant polyphenols attenuate hepatic injury after hemorrhage/resuscitation by inhibition of apoptosis, oxidative stress, and inflammation via NF-kappaB in rats», *Eur J Nutr* 51 (2012), pp. 311-321.

Romier B., Van De Walle J., During A., Larondelle Y., Schneider Y.J., «Modulation of signaling nuclear factor-kappaB activation pathway by polyphenols in human intestinal Caco-2 cells», *Br J Nutr 100* (2008), pp. 542-551.

Santangelo C., Vari R., Scazzocchio B., Di Benedetto R., Filesi C., Masella R., «Polyphenols, intracellular signaling and inflammation», *Ann Inst Super Sanita* 43 (2007), pp. 394-405.

Scalbert A., Johnson I.T., Saltmarsh M., «Polyphenols: antioxidants and beyond», *Am J Clin Nutr* 81(2005), pp. 215S-217S.

Slavin J.L., Lloyd B., «Health benefits of fruits and vegetables», *Adv Nutr* 3 (2012), pp. 506-516.

Trichopoulou A., Critselis E., «Mediterranean diet and longevity», *Eur J Cancer Prev* 13 (2004), pp. 453-456.

Yoon J.H., Baek S.J., «Molecular targets of dietary polyphenols with anti-inflammatory properties», *Yonsei Med J* 46 (2005), pp. 585-596.

Polifenoli e invecchiamento

Fernandez A.F., Fraga M.F., «The effects of the dietary polyphenol resveratrol on human healthy aging and lifespan», *Epigenetics* 6 (2011), pp. 870-874.

Price N.L., Gomes A.P., Ling A.J., Duarte F.V., Martin-Montalvo A., North B.J., Agarwal B., Ye L., Ramadori G., Teodoro J.S., Hubbard B.P., Varela A.T., Davis J.G., Varamini B., Hafner A., Moaddel R., Rolo A.P., Coppari R., Palmeira C.M., de Cabo R.,

Baur J.A., Sinclair D.A., «SIRT1 is required for AMPK activation and the beneficial effects of resveratrol on mitochondrial function», *Cell Metab* 15 (2012), pp. 675-690.

Rissanen T.H., Voutilainen S., Virtanen J.K., Venho B., Vanharanta M., Mursu J., Salonen J.T., «Low intake of fruits, berries and vegetables is associated with excess mortality in men: the Kuopio Ischaemic Heart Disease Risk Factor (KIHD) Study», *J Nutr* 133 (2003), pp. 199-204.

Sauvaget C., Nagano J., Allen N., Kodama K., «Vegetable and fruit intake and stroke mortality in the Hiroshima/Nagasaki Life Span Study», *Stroke* 34 (2003), pp. 2355-2360.

Schwartz M.W., Porte D., «Diabetes, obesity, and the brain», *Science* 307 (2005), pp. 375-379.

Schwartz M.W., «Central nervous system regulation of food intake», *Obesity* 14 (2006), pp. 1S-8S.

Sears B., *La Zona anti-età*, Sperling & Kupfer, Milano 2001.

Sears B., *Magri per sempre*, Sperling & Kupfer, Milano 2009.

Tatar M., Bartke A., Antebi A., «The endocrine regulation of aging by insulin-like signals», *Science* 299 (2003), pp. 1346-1351.

Tiainen A.M., Mannisto S., Blomstedt P.A., Moltchanova E., Perala M.M., Kaartinen N.E., Kajantie E., Kananen L., Hovatta I., Eriksson J.G., «Leukocyte telomere length and its relation to food and nutrient intake in an elderly population», *Eur J Clin Nutr* 66 (2012), pp. 1290-1294.

Willcox D.C., Willcox B.J., Todoriki H., Suzuki M., «The Okinawan diet: health implications of a low-calorie, nutrient-dense, antioxidant-rich dietary pattern low in glycemic load», *J Am Coll Nutr* 28 (2009), pp. 500S-516S.

Zang M., Xu S., Maitland-Toolan K.A., Zuccollo A., Hou X., Jiang B., Wierzbicki M., Verbeuren T.J., Cohen R.A., «Polyphenols stimulate AMP-activated protein kinase, lower lipids, and inhibit accelerated atherosclerosis in diabetic LDL receptor-deficient mice», *Diabetes* 55 (2006), pp. 2180-2191.

Quali sono i polifenoli migliori?

Basu A., Du M., Leyva M.J., Sanchez K., Betts N.M., Wu M., Aston C.E., Lyons T.J., «Blueberries decrease cardiovascular risk factor in obese men and women with metabolic syndrome», *J Nutr* 140 (2010), pp. 1582-1587.

DeFuria J., Bennett G., Strissel K.J., Perfeld J.W., Milbury P.E., Greeber A.S., Obin M.S., «Dietary blueberry attenuates whole-body insulin resistance in high fat-fed mice by reducing adipocyte death and its inflammatory squaelae», *J Nutr* 139 (2009), pp. 1510-1516.

Hafeez B.B., Siddiqui I.A., Asim M., Malik A., Afaq F., Adhami V.M., Saleem M., Din M., Mukhtar H., «A dietary anthocyanidin delphinidin induces apoptosis of human prostate cancer PC3 cells in vitro and in vivo: involvement of nuclear factor-kappaB signaling», *Cancer Research* 68 (2008), pp. 8564-8572.

Karlsen A., Paur I., Bohn S.K., Sakhi A.K., Borge G.I., Serafini M., Erlund I., Laake P., Tonstad S., Blomhoff R., «Bilberry juice modulates plasma concentration of NF-kappaB related inflammatory markers in subjects at increased risk of CVD», *Eur J Nutr* 49 (2010), pp. 345-355.

Krikorian B., Shilder M.D., Nash T.A., Kalt W., Inqvist-Tymchuk, Shurkitt-Hall B., Joseph J.A., «Blueberry supplementation improves memory in older adults», *J Agric Food Chem* 58 (2010), pp. 3996-4000.

Kwon J.Y., Lee K.W., Kim J.E., Jung S.K., Kang N.J., Hwang M.K., Heo Y.S., Bode A.M., Dong Z., Lee H.J., «Delphinidin suppresses ultraviolet B-induced cyclooxygenases-2 expression through inhibition of MAPKK4 and PI-3 kinase», *Carcinogenesis* 30 (2009), pp. 1932-1940.

Malin D.H., Lee D.R., Goyarzu P., Chang Y.H., Ennis L.J., Beckett E., Shukitt-Hale B., Joseph J.A., «Short-term blueberry-enriched diet prevents and reverses object reconition memory loss in aging rats», *Nutrition* 27 (2011), pp. 338-342.

Rojo L.E., Ribnicky D., Logendra S., Poulev A., Rojas-Silva P., Kuhn P., Dorn R., Grace M.H., Lila M.A., Raskin I., «In vitro and in vivo anti-diabetic effects of anthocyanins from Maqui Berry (Aristotelia chilensis)», *Food Chemistry* 13(2012), pp. 387-396.

Sears B., Ricordi C., «Role of fatty acids and polyphenols in inflammatory gene transcription and their impact on obesity, metabolic syndrome and diabetes», *Eur Rev Eur Pharmacol Sci.* 16 (2012), pp. 1137-1154.

Seong A.R., Yoo J.Y., Choi K., Lee M.H., Lee Y.H., Lee J., Jun W., Kim S., Yoon H.G., «Delphinidin, a specific inhibitor of histone acetyltransferase, suppresses inflammatory signaling via prevention of NF-κB acetylation in fibroblast-like synoviocyte MH7A cells», *Biochem Biophys Res Commun* 410 (2011), pp. 581-586.

Stull A.J., Cash K.C., Johnson W.D., Champage C.M., Cefalu W.T., «Bioactives in blueberries improve insulin sensitivity in obese, insulin-resistant men and women», *J Nutr* 140 (2010), pp. 1746-1748.

Takikawa M., Inoue S., Horio F., Tsuda T., «Dietary anthocyanin-rich bilberry extract ameliorates hyperglycemia and insulin sensitivity via activation of AMP-activated protein kinase in diabetic mice», *J Nutr* 140 (2010), pp. 527-533.

Tsuda T., «Regulation of adipocyte function by anthocyanins: possibility of preventing the metabolic syndrome», *J Agric Food Chem* 56 (2008), pp. 642-646.

Wedick N.M., Pan A., Cassidy A., Rimm E.B., Sampson L., Rosner B., Willett W., Hu F.B., Sun Q., van Dam R.M., «Dietary flavonoid intakes and risk of type 2 diabetes in US men and women», *Am J Clin Nutr* 95 (2012), pp. 925-933.

Yun J.M., Afaq F., Khan N., Mukhtar H., «Delphinidin, an anthocyanidin in pigmented fruits and vegetables, induces apoptosis and cell cycle arrest in human colon cancer HCT116 cells», *Mol Carcinog* 48 (2009), pp. 260-270.

Il programma completo

Morandi D., Sears B., *Il bello della Zona*, Sperling & Kupfer, Milano 2007.

Sears B., *La Zona: la nuova alimentazione*, Sperling & Kupfer, Milano 2010.

Sears B., *Zone Perfect Meals in Minutes*, Regan Books, New York 1997.

Sears B., *Zone Food Blocks*, Regan Books, New York 1998.

Sears B., *7 giorni con la Zona*, Sperling & Kupfer, Milano 2005.

Sears B., *100 Great Zone Foods*, Regan Books, New York 2001.

Sears B., *What to Eat in the Zone*, Regan Books, New York 2003.

Sears B., Sears L., *Zone Meals in Seconds*, Regan Books, New York 2004.

Problemi e soluzioni

Gluckman P., Hanson M., *Mismatch,* Oxford University Press, New York 2006.

Kuipers R.S., Luxwolda M.F., Dijck-Brouwer D.A., Eaton S.B., Crawford M.A., Cordain L., Muskiet, «Estimated macronutrient and fatty acid intakes from an East African Paleolithic diet», *Br J Nutr* 104 (2010), pp. 1661-1687.

Salomon J.A., Wang H., Freeman M.K., Vos T., Flaxman A.D., Lopez A.D., Murry C.J., «Healthy life expectancy for 187 countries, 1990–2010: A systematic analysis for the Global Burden Disease Study 2010», *Lancet* 380 (2012), pp. 2144-2162.

Sears B., *Come raggiungere la Zona*, Sperling & Kupfer, Milano 2000.

Sears B., *La Zona anti-età*, Sperling & Kupfer, Milano 2001.

Sears B., *La Zona Omega 3Rx*, Sperling & Kupfer, Milano 2003.

Sears B., *Prevenire con la Zona*, Sperling & Kupfer, Milano 2006.

Sears B., *Magri per sempre*, Sperling & Kupfer, Milano 2009.

Appendice A. Risorse

Morandi D., Sears B., *Il bello della Zona*, Sperling & Kupfer, Milano 2007.

Sears B., *Come raggiungere la Zona*, Sperling & Kupfer Milano 2000.

Sears B., *La Zona anti-età*, Sperling & Kupfer, Milano 2001.

Sears B., *La Zona Omega 3Rx*, Sperling & Kupfer, Milano 2003.

Sears B., *Prevenire con la Zona*, Sperling & Kupfer, Milano 2006.

Sears B., *Magri per sempre*, Sperling & Kupfer, Milano 2009.

Appendice B. Acidi grassi essenziali, eicosanoidi e infiammazione

Alvheim A.R., Malde M.K., Osei-Hyiaman D., Hong Lin Y., Pawlosky R.J., Madsen L., Kristiansen K., Froyland L., Hibbeln J.R., «Dietary linoleic acid elevates endogenous 2-AG and anandamide and induces obesity», *Obesity* 20 (2012), pp. 1984-1994.

Babcok T., Helton W.S., Espat N.J., «Eicosapentaenoic acid: an anti-inflammatory omega-3 fat with potential clinical applications», *Nutr* 16 (2000), pp. 1116-1118.

Bazan N.G., Flower R.L., «Lipid signals in pain control», *Nature* 420 (2002), pp. 135-138.

Bechoua S., Dubois M., Nemoz G., Chapy P., Vericel E., Lagarde M., Prigent A.F., «Very low dietary intake of n-3 fatty acids affects the immune function of healthy elderly people», *Lipids* 34 (1999), pp. S143.

Blasbalg T.L., Hibbeln J.R., Ramsden C.E., Majchrzak S.F., Rawlings R.R., «Changes in consumption of omega-3 and omega-6 fatty acids in the United States during the 20th century», *Am J Clin Nutr* 93 (2011), pp. 950-962.

Bleumink G.S., Feenstra J., Sturkenboom M.C.M.J., Stricker B.H.C., «Nonsteroidal anti-inflammatory drugs and heart failure», *Drugs* 63 (2003), pp. 525-534.

Bourre J.M., Piciotti M., Dumont O., «Delta 6 desaturase in brain and liver during development and aging», *Lipids* 25 (1990), pp. 354-356.

Brenner R.R., «Nutrition and hormonal factors influencing desaturation of essential fatty acids», *Prog Lipid Res* 20 (1982), pp. 41-48.

Burr G.O., Burr M.R., «A new deficiency disease produced by rigid exclusion of fat from the diet», *J Biol Chem* 82 (1929), pp. 345-367.

Calder P.C., «n-3 polyunsaturated fatty acids and cytokine production in health and disease», *Ann Nutr Metab* 41 (1997), pp. 203-234.

Calder P.C., «n-3 polyunsaturated fatty acids, inflammation and immunity», *Nutr Res* 21 (2001), pp. 309-341.

Calder P.C., «Dietary modification of inflammation with lipids», *Proc Nutr Soc* 61 (2002), pp. 345-358.

Caspar-Bauguil S., Fioroni A., Galinier A., Allenbach S., Pujol M.C., Salvayre R., Cartier A., Lemieux I., Richard D., Biron S., Marceau P., Casteilla L., Penicaud L., Mauriege P., «Pro-inflammatory phospholipid arachidonic acid/eicosapentaenoic acid ratio of dysmetabolic severely obese women», *Obes Surg* 22 (2012), pp. 935-944.

Chiang N., Bermudez E.A., Ridker P.M., Hurwitz S., Serhan C.N., «Aspirin triggers antiinflammatory 15-epi-lipoxin A4 and inhibits thromboxane in a randomized human trial», *Proc Natl Acad Sci USA* 101 (2004), pp. 15178-15183.

Cho H.P., Nakamura M., Clarke S.D., «Cloning, expression, and fatty acid regulation of human delta 5 desaturase», *J Biol Chem* 274 (1999), pp. 37335-37399.

Clarke S.D., «Polyunsaturated fatty acid regulation of gene transcription: a mechanism to improve energy balance and insulin resistance», *Br J Nutr* 83 (2000), pp. S59-S66.

El Boustani S., Gausse J.E., Descomps B., Monnier L., Mendy F., Crastes de Paulet A., «Direct in vivo characterization of the delta-5 desaturase activity in humans by deuterium labeling: effect of insulin», *Metab* 38 (1989), pp. 315-3321.

Ferreria S.H., Moncade S., Vane J.R., «Indomethacin and aspirin abolish prostaglandin release from the spleen», *Nature New Bio* 231 (1971), pp. 237-239.

Garg M.L., Thomson A.B.R., Clandinin M.T., «Effect of dietary cholesterol and/or omega-3 fatty acids on lipid composition and delta 5-desaturase activity of rat liver microsomes», *J Nutr* 118 (1998), pp. 661-668.

Hill E.G., Johnson S.B., Lawson L.D., Mahfouz M.M., Holman R.T., «Perturbation of the metabolism of essential fatty acids by dietary partially hydrogenated vegetable oil», *Proc Nat Acad Sci USA* 79 (1982), pp. 953-957.

Hirai K., Horiuchi R., Ohno Y., Higuchi H., Asano Y., «Lower eicosapentaenoic acid and higher arachidonic acid levels in sera of young adults in the Netherlands than in Japan», *Environ Health Prev Med* 5 (2000), pp. 60-65.

Kashiyama T., Ueda Y., Nemoto T., Wada M., Masumura Y., Matsuo K., Nishio M., Hirata A., Asai M., Kashiwase K., Kodama K., «Relationship between coronary plaque vulnerability and serum n-3/n-6 polyunsaturated fatty acid ratio», *Circ J* 75 (2011), pp. 2432-2438.

Kawabata T., Hirota S., Hirayama T., Adachi N., Hagiwara C., Iwama N., Kamachi K., Araki E., Kawashima H., Kiso Y., «Age-related changes of dietary intake and blood eicosapentaenoic acid, docosahexaenoic acid, and arachidonic acid levels in Japanese men and women», *Prostaglandins Leukot Essent Fatty Acids* 84 (2011), pp. 131-137.

Kawabata T., Hirota S., Hirayama T., Adachi N., Kaneko Y., Iwama N., Kamachi K., Araki E., Kawashima H., Kiso Y., «Associations between dietary n-6 and n-3 fatty acids and arachidonic acid compositions in plasma and erythrocytes in young and elderly Japanese volunteers», *Lipids Health Dis* 10 (2011), p. 138.

Kondo T., Ogawa K., Satake T., Kitazawa M., Taki K., Sugiyama S., Ozawa T., «Plasma-free eicosapentaenoic acid/arachidonic acid ratio: a possible new coronary risk factor», *Clin Cardiol* 9 (1986), pp. 413-416.

Lawrence T., Willoughby D.A., Gilroy D.W., «Anti-inflammatory lipid mediators and insights into the resolution of inflammation», *Nature Rev Immunol* 2 (2002), pp. 787-795.

Levy B., Clish C.B., Schmidt B., Gronert K., Serhan C.N., «Lipid mediator class switching during acute inflammation: signals in resolution», *Nature Immunol* 2 (2001), pp. 612-619.

Lo C.J., Chiu K.C., Fu M., Lo R., Helton S., «Fish oil decreases macrophage tumor necrosis factor gene transcription by altering the NF kappaB activity», *J Surg Res* 82 (1999), pp. 216-221.

Mandal A.K., Zhang Z., Kim S.-J., Tsai P.-C., Mukherjee A.B., «Ying-Yang: Balancing act of prostaglandins with opposing function to regulate inflammation», *J Immunol* 175 (2005), pp. 6271-6273.

Mukherjee D., Nissen S.E., Topol E.J., «Risk of cardiovascular events associated with selective COX-2 inhibitors», *JAMA* 286 (2001), pp. 954-599.

Oates J.A., «The 1982 Nobel prize in physiology or medicine», *Science* 218 (1982), pp. 765-768.

Pelikonova T., Kohout M., Base J., Stefka Z., Kovar L., Kerdova L., Valek J., «Effect of acute hyperinsulinemia on fatty acid composition of serum lipid in non-insulin dependent diabetics and healthy men», *Clin Chem Acta* 203 (1991), pp. 329-337.

Plourde M., Cunnane S.C., «Extremely limited synthesis of long chain polyunsaturates in adults: implications for their dietary essentiality and use as supplements», *Appl Physiol Nutr Metab* 32 (2007), pp. 619-634.

Rizzo A.M., Montorfano G., Negroni M., Adorni L., Berselli P., Corsetto P., Wahle K., Berra B., «A rapid method for determining arachidonic, pp. eicosapentaenoic acid ratios in whole blood lipids: correlation with erythrocyte membrane ratios and validation in a large Italian population of various ages and pathologies», *Lipids Health Dis* 9 (2010), pp. 7.

Sears B., *Come raggiungere la Zona*, Sperling & Kupfer, Milano 2000.

Sears B., *La Zona anti-età*, Sperling & Kupfer, Milano 2001.

Sears B., *La Zona Omega 3Rx*, Sperling & Kupfer, Milano 2003.

Sears B., *Prevenire con la Zona*, Sperling & Kupfer, Milano 2006.

Sears B., *Magri per sempre*, Sperling & Kupfer, Milano 2009.

Serhan C.N., Hong S., Gronert K., Colgan S.P., Devchand P.R., Mirick G., Moussignac R.L., «Resolvins: a family of bioactive products of omega-3 fatty acid transformation circuits initiated by aspirin treatment that counter proinflammation signals», *J Exp Med* 196 (2002), pp. 1025-1037.

Serhan C.N., «Lipoxins and aspirin-triggered 15-epi-lipoxin biosynthesis: an update and role in anti-inflammation and pro-resolution», *Prostaglandins Other Lipid Mediat* 69 (2002), pp. 433-455.

Serhan C.N., Arita M., Hong S., Gotlinger K., «Resolvins, docosatrienes, and neuroprotectins, novel omega-3-derived mediators, and their endogenous aspirin-triggered epimers», *Lipids* 39 (2004), pp. 1125-1132.

Serhan C.N., «Novel omega-3 derived local mediators in anti-inflammation and resolution», *Pharmacol and Therapeutics* 105 (2005), pp. 7-21.

Serhan C.N., «Resolution phase of inflammation: novel endogenous anti-inflammatory and proresolving lipid mediators and pathways», *Annu Rev Immunol* 25 (2007), pp. 101-137.

Trowbridge H.O., Emling R.C., *Inflammation. A Review of the Process-5th Edition*, Quintessence Books, Chicago 1997.

Van Dyke T.E., Serhan C.N., «Resolution of inflammation», *J Dental Res* 82 (2003), pp. 82-90.

Vane J.R., «Inhibition of prostaglandin synthesis as a mechanism of action for aspirin-like drugs», *Nature New Biol* 231 (1971), pp. 232-235.

Von Euler U.S., «On specific vasodilating and plain muscle stimulating substances from accessory genital glands in men and certain animals (prostaglandins and vesiglandin)», *J Physiol (London)* 88 (1936), pp. 213-234.

Willis A.L., *Handbook of Eicosanoids, Prostaglandins, and Related Lipids*, CRC Press, Boca Raton 1987.

Yanagisawa N., Shimada K., Miyazaki T., Kume A., Kitamura Y., Ichikawa R., Ohmura H., Kiyanagi T., Hiki M., Fukao K., Sumiyoshi K., Hirose K., Matsumori R., Takizawa H., Fujii K., Mokuno H., Inoue N., Daida H., «Polyunsaturated fatty acid levels of serum and red blood cells in apparently healthy Japanese subjects living in an urban area», *J Atheroscler Thromb* 17 (2010), pp. 285-294.

Zurier R.B., «Eicosanoids and inflammation», in *Prostaglandins in Clinical Practice*, a cura di Watkins W.D., Peterson M.B., Flectcher J.R., Raven Press, New York 1989, pp. 79-96.

Appendice C. Il sistema immunitario innato

Barton G.M., «A calculated response: control of inflammation by the innate immune system», *J Clin Invest* 118 (2008), pp. 413-420.

Cai D., Yuan M., Frantz D.F., Melendez P.A., Hansen L., Lee J., Shoelson S.E., «Local and systemic insulin resistance resulting from hepatic activation of IKK-beta and NF-kappaB», *Nat Med* 11 (2005), pp. 183-190.

Chang J.W., Kim C.S., Kim S.B., Park S.K., Park J.S., Lee S.K., «C-reactive protein induces NF-kappaB activation through intracellular calcium and ROS in human mesangial cells», *Nephron Exp Nephrol* 101 (2005), pp. 165-172.

Denys A., Hichami A., Khan N.A., «N-3 PUFAs modulate T-cell activation via protein kinase C-alpha and -epsilon and the NF-kappaB signaling pathway», *J Lipid Res* 46 (2005), pp. 752-758.

Endres S., Ghorbani R., Kelley V.E., Georgilis K., Lonnemann G., van der Meer J.W., Cannon J.G., Rogers T.S., Klempner M.S., Weber P.C., «The effect of dietary supplementation with n-3 polyunsaturated fatty acids on the synthesis of interleukin-1 and tumor necrosis factor by mononuclear cells», *N Engl J Med* 320 (1989), pp. 265-271.

Endres S., «Messengers and mediators: interactions among lipids, eicosanoids, and cytokines», *Am J Clin Nutr* 57 (1993), pp. 798S-800S.

Endres S., «n-3 polyunsaturated fatty acids and human cytokine synthesis», *Lipids* 31 (1996), pp. S239-242.

Endres S., von Schacky C., «n-3 polyunsaturated fatty acids and human cytokine synthesis», *Curr Opin Lipidol* 7 (1996), pp. 48-52.

Gilmore T.D., Wolenski F.S., «NF-(ordM)B: where did it come from and why?», *Immunol Rev* 246 (2012), pp. 14-35.

Inoue J., Gohda J., Akiyama T., Semba K., «NF-kappaB activation in development and progression of cancer», *Cancer Sci* 98 (2007), pp. 268-274.

Kapadia R., Yi J.H., Vemuganti R., «Mechanisms of anti-inflammatory and neuroprotective actions of PPAR-gamma agonists», *Front Biosci* 13 (2008), pp. 1813-1826.

Kim J.J., Sears D.D., «TLR4 and Insulin Resistance», *Gastroenterol Res Pract doi* (2010), p. 10/212563.

Lee J.Y., Plakidas A., Lee W.H., Heikkinen A., Chanmugam P., Bray G., Hwang D.H., «Differential modulation of Toll-like receptors by fatty acids: preferential inhibition by n-3 polyunsaturated fatty acids», *J Lipid Res* 44 (2003), pp. 479-86.

Lee J.Y., Ye J., Gao Z., Youn H.S., Lee W.H., Zhao L., Sizemore N., Hwang D.H., «Reciprocal modulation of Toll-like receptor-4 signaling pathways involving MyD88 and phosphatidylinositol 3-kinase/AKT by saturated and polyunsaturated fatty acids», *J Biol Chem* 278 (2003), pp. 37041-37051.

Lee J.Y., Zhao L., Youn H.S., Weatherill A.R., Tapping R., Feng L., Lee W.H., Fitzgerald K.A., Hwang D.H., «Saturated fatty acid activates but polyunsaturated fatty acid inhibits Toll-like receptor 2 dimerized with Toll-like receptor 6 or 1», *J Biol Chem* 279 (2004), pp. 16971-16799.

Li H., Ruan X.Z., Powis S.H., Fernando R., Mon W.Y., Wheeler D.C., Moorhead J.F., Varghese Z., «EPA and DHA reduce LPS-induced inflammation responses in HK-2 cells: evidence for a PPAR-gamma-dependent mechanism», *Kidney Int* 67 (2005), pp. 867-874.

Marion-Letellier R., Dechelotte P., Iacucci M., Ghosh S., «Dietary modulation of peroxisome proliferator-activated receptor gamma», *Gut* 58 (2009), pp. 586-593.

Martin H., «Role of PPAR-gamma in inflammation. Prospects for therapeutic intervention by food components», *Mutat Res* 669 (2009), pp. 1-7.

Nam N.H., «Naturally occurring NF-kappaB inhibitors», *Mini Rev Med Chem* 6 (2006), pp. 945-951.

Novak T.E., Babcock T.A., Jho D.H., Helton W.S., Espat N.J., «NF-kappa B inhibition by omega -3 fatty acids modulates LPS-stimulated macrophage TNF-alpha transcription», *Am J Physiol Lung Cell Mol Physiol* 284 (2003), pp. L84-89.

Ramakers J.D., Mensink R.P., Schaart G., Plat J., «Arachidonic acid but not eicosapentaenoic acid (EPA) and oleic acid activates NF-kappaB and elevates ICAM-1 expression in Caco-2 cells», *Lipids* 42 (2007), pp. 687-698.

Ross J.A., Maingay J.P., Fearon K.C., Sangster K., Powell J.J., «Eicosapentaenoic acid perturbs signaling via the NF kappaB transcriptional pathway in pancreatic tumour cells», *Int J Oncol* 23 (2003), pp. 1733-1738.

Schroeder F., Petrescu A.D., Huang H., Atshaves B.P., McIntosh A.L., Martin G.G., Hosteler H.A., Vespa A., Landrock D., Landrock K.K., Payne H.R., Kier Ab., «Role of fatty acid binding protein and long chain fatty acids in modulating nuclear receptors and gene transcription», *Lipids* 43 (2008), pp. 1-17.

Salminen A., Huuskonen J., Ojala J., Kauppinen A., Kaarniranta K., Suuronen T., «Activation of innate immunity system during aging: NF-kB signaling is the molecular culprit of inflamm-aging», *Ageing Res Rev* 7 (2008), pp. 83-105.

Sears B., *Prevenire con la Zona*, Sperling & Kupfer, Milano 2006.

Serhan C.N., «Resolution phase of inflammation: novel endogenous anti-inflammatory and proresolving lipid mediators and pathways», *Annu Rev Immunol* 25 (2007), pp. 101-137.

Shi H., Kokoeva M.V., Inouye K., Tzameli I., Yin H., Flier J.S., «TLR4 links innate immunity and fatty acid-induced insulin resistance», *J Clin Invest* 116 (2006), pp. 3015-3025.

Shoelson S.E., Lee J., Yuan M., «Inflammation and the IKK beta/I kappa B/NF-kappa B axis in obesity- and diet-induced insulin resistance», *Int J Obes Relat Metab Disord* 3 (2003), pp. S49-S52.

Shoelson S.E., Lee J., Goldfine A.B., «Inflammation and insulin resistance», *J Clin Invest.* 116 (2006), pp. 1793-1801.

Song M., Kim K., Yoon J.M., Kim J.B., «Activation of toll-like receptor 4 is associated with insulin resistance in adipocytes», *Biochem Biophys Res Commun* 346 (2006), pp. 739-745.

Suganami T., Tanimoto-Koyama K., Nishida J., Itoh M., Yuan X., Mizuarai S., Kotani H., Yamaoka S., Miyake K., Aoe S., Kamei

Y., Ogawa Y., «Role of the Toll-like receptor 4/NF-kappaB pathway in saturated fatty acid-induced inflammatory changes in the interaction between adipocytes and macrophages», *Arterioscler Thromb Vasc Biol* 27 (2007), pp. 84-91.

Zhao Y., Joshi-Barve S., Barve S., Chen L.H., «Eicosapentaenoic acid prevents LPS-induced TNF-alpha expression by preventing NF-kappaB activation», *J Am Coll Nutr* 23 (2004), pp. 71-78.

Appendice D. L'infiammazione cellulare

Bubici C., Papa S., Dean K., Franzoso G., «Mutual cross-talk between reactive oxygen species and nuclear factor-kappa B: molecular basis and biological significance», *Oncogene* 25 (2006), pp. 6731-6748.

Camandola S., Leonarduzzi G., Musso T., Varesio L., Carini R., Scavazza A., Chiarpotto E., Baeuerle P.A., Poli G., «Nuclear factor kB is activated by arachidonic acid but not by eicosapentaenoic acid», *Biochem Biophys Res Commun* 229 (1996), pp. 643-647.

Chakrabarti S.K., Cole B.K., Wen Y., Keller S.R., Nadler J.L., «12/15-lipoxygenase products induce inflammation and impair insulin signaling in 3T3-L1 adipocytes», *Obesity* 17 (2009), pp. 1657-1663.

Chambrier C., Bastard J.P., Rieusset J., Chevillotte E., Bonnefont-Rousselot D., Therond P., Hainque B., Riou J.P., Laville M., Vidal H., «Eicosapentaenoic acid induces mRNA expression of peroxisome proliferator-activated receptor gamma», *Obes Res* 10 (2002), pp. 518-525.

Crispo J.A., Ansell D.R., Piche M., Eibl J.K., Khaper N., Ross G.M., Tai T.C., «Protective effects of polyphenolic compounds on oxidative stress-induced cytotoxicity in PC12 cells», *Can J Physiol Pharmacol* 88 (2010), pp. 429-438.

Iso H., Sato S., Falsm A.R., Shimamoto T., Terao A., Munger R.G., Kitamure A., Konishi M., Iida M., Komachi Y., «Serum fatty acids and fish intake in rural Japanese, urban Japanese, Japanese

American and Caucasian American men», *Int J Epidemiol* 18 (1989), pp. 374-381.

Kagawa Y., Nishizawa M., Suzuki M., Miyatake T., Hamamoto T., Goto K., Motonaga E., Izumikawa H., Hirata H., Ebihara A., «Eicosapolyenoic acid of serum lipids of Japanese islanders with low incidence of cardiovascular diseases», *J Nutr Sci Vitaminol* 28 (1982), pp. 441-453.

Kawashima A., Harada T., Imada K., Yano T.,Mizuguchi K., «Eicosapentaenoic acid inhibits interleukin-6 production in interleukin-1beta-stimulated C6 glioma cells through peroxisome proliferator-activated receptor-gamma», *Prostaglandins Leukot Essent Fatty Acids* 79 (2008), pp. 59-65.

Kim J.J., Sears D.D., «TLR4 and Insulin Resistance», *Gastroenterol Res Pract doi* (2010), pp. 10/2010/212563.

Lee J.Y., Plakidas A., Lee W.H., Heikkinen A., Chanmugam P., Bray G., Hwang D.H., «Differential modulation of Toll-like receptors by fatty acids: preferential inhibition by n-3 polyunsaturated fatty acids», *J Lipid Res* 44 (2003), pp. 479-486.

Li H., Ruan X.Z., Powis S.H., Fernando R., Mon W.Y., Wheeler D.C., Moorhead J.F., Varghese Z., «EPA and DHA reduce LPS-induced inflammation responses in HK-2 cell: Evidence for a PPAR-gamma-dependent mechanism», *Kidney Int* 67 (2005), pp. 867-874.

Mas E., Woodman R.J., Burke V., Puddey I.B., Beilin L.J., Durand T., Mori T.A., «The omega-3 fatty acids EPA and DHA decrease plasma F(2)-isoprostanes», *Free Radic Res* 44 (2010), pp. 983-990.

Min J.K., Kim Y.M., Kim S.W., Kwon M.C., Kong Y.Y., Hwang I.K., Won M.H., Rho J., Kwon Y.G., «TNF-related activation-induced cytokine enhances leukocyte adhesiveness: induction of ICAM-1 and VCAM-1 via TNF receptor-associated factor and protein kinase C-dependent NF-kappaB activation in endothelial cells», *J Immunol* 175 (2005), pp. 531-540.

Romier B., Van De Walle J., During A., Larondelle Y., Schneider Y.J., «Modulation of signaling nuclear factor-kappaB activation pathway by polyphenols in human intestinal Caco-2 cells», *Br J Nutr* 100 (2008), pp. 542-551.

Yee L.D., Lester J.L., Cole R.M., Richardson J.R., Hsu J.C., Li Y., Lehman A., Belury M.A., Clinton S.K., «Omega-3 fatty acid supplements in women at high risk of breast cancer have dose-dependent effects on breast adipose tissue fatty acid composition», *Am J Clin Nutr* 91 (2010), pp. 1185-1194.

Sears B., *Prevenire con la Zona*, Sperling & Kupfer, Milano 2006.

Sears B., *Magri per sempre*, Sperling & Kupfer, Milano 2009.

Sears B., Ricordi C., «Anti-inflammatory nutrition as a pharmacological approach to treat obesity», *J Obesity* (2011), pp. 431985.

Sears B., Ricordi C., «Role of fatty acids and polyphenols in inflammatory gene transcription and their impact on obesity, metabolic syndrome, and diabetes», *Eur Rev Med Pharmacol Sci* 16 (2012), pp. 1137-1154.

Sears D.D., Miles P.D., Chapman J., Ofrecio J.M., Almazan F., Thapar D., Miller Y.I., «12/15-lipoxygenase is required for the early onset of high fat diet-induced adipose tissue inflammation and insulin resistance in mice», *PLoS One* 4 (2009), pp. e7250.

Yamada T., Strong J.P., Ishii T., Ueno T., Koyama M., Wagayama H., Shimizu A., Sakai T., Malcom G.T., Guzman M.A., «Atherosclerosis and omega-3 fatty acids in the populations of a fishing village and a farming village in Japan», *Atherosclerosis* 153 (2000), pp. 469-481.

Yokoyama M., Origasa H., Matsuzaki M., Matsuzawa Y., Saito Y., Ishikawa Y., Oikawa S., Sasaki J., Hishida H., Itakura H., Kita T., Kitabatake A., Nakaya N., Sakata T., Shimada K., Shirato K., «Effects of eicosapentaenoic acid on major coronary events in hypercholesterolaemic patients (JELIS): randomized open-label, blinded endpoint analysis», *Lancet* 369 (2007), pp. 1090-1098.

Appendice E. La biologia dell'appetito

Arora S., «The role of neuropeptides in appetite regulation and obesity», *Neuropeptides* 40 (2006), pp. 375-401.

Batterham R.L., Cohen M.A., Ellis S.M., Le Roux C.W., Withers D.J., Frost G.S., Ghatei M.A., Bloom S.R., «Inhibition of food intake in obese subjects by peptide YY», *N Engl J Med* 349 (2003), pp. 941-948.

Batterham R.L., Heffron H., Kapoor S., Chivers J.E., Chandarana K., Herzog H., Le Roux C.W., Thomas E.L., Bell J.D., Withers D.J., «Critical role for peptide YY in protein-mediated satiation and body-weight regulation», *Cell Metab* 4 (2006), pp. 223-233.

Botion L.M., Green A., «Long-term regulation of lipolysis and hormone-sensitive lipase by insulin and glucose», *Diabetes* 48 (1999), pp. 1691-1697.

Bloom S., Wayne K., Chaudhri O., «Gut feeling – The secret of satiety?», *Clin Med* 5 (2005), pp. 147-152.

Burton-Freeman B., Davis P.A., Schneeman B.O., «Plasma cholecystolkinin is associated with subjective measures of satiety in women», *Am J Clin Nutr* 76 (2002), pp. 659-667.

Chan J.L., Mun E.C., Stoyneva V., Mantzoros C.S., Goldfine A.B., «Peptide YY levels are elevated after gastric bypass surgery», *Obesity* 14 (2006), pp. 194-198.

Collier G., Johnson D.R., «The paradox of satiation», *Physiology and Behavior* 82 (2004), pp. 149-153.

De Graff C., Blom W., Smeets P., Stafleu A., Hendriks H.F., «Biomarkers of satiation and satiety», *Amer J Clin Nutr* 79 (2004), pp. 946-961.

Despres J.P., «The endocannabinoid system: a new target for the regulation of energy balance and metabolism», *Crit Pathw Cardiol* 6 (2007), pp. 46-50.

Ellacott K.L., Halatchev I.G., Cone R.D., «Interactions between gut peptides and the central melanocortin system in the regulation of energy homeostasis», *Peptides* 27 (2006), pp. 340-349.

Engeili S., Bohnke J., Feldpausch M., Gorzelniak K., Janke J., Batkai S., Pacher P., Harvey-White J., Luft F.C., Sharma A.M., Jordon J., «Activation of the peripheral endocannabinoid system in human obesity», *Diabetes* 54 (2005), pp. 2838-2843.

Festa A., D'Agostino R., Howard G., Mykkanen L., Tracy R.P.,

Haffner S.M., «Chronic subclinical inflammation as part of the insulin resistance syndrome», *Circulation* 102 (2000), pp. 42-47.

Fruhbeck G., Gomez-Ambrosi J., Muruzabal F.J., Burrell M.A., «The adipocyte: a model for integration of endocrine and metabolic signaling in energy metabolism regulation», *Am J Physiol Endocrinol Metab* 280 (2001), pp. E827-E847.

Haemmerle G., Zimmermann R., Zechner R., «Letting lipids go: hormone-senisitive lipase», *Cur Opin Lipidol* 14 (2003), pp. 289-297.

Huda M.S., Wilding J.P., Pinkney J.H., «Gut peptides and the regulation of appetite», *Obes Rev* 7 (2006), pp. 163-182.

Kekwick A., Pawar G.L.S., «Calorie intake in relation to body weight changes in the obese», *Lancet II* (1956), pp. 155-161.

Kekwick A., Pawan G.L.S., «Metabolic study in human obesity with isocaloric diets high in fat, protein and carbohydrate», *Metab* 6 (1957), pp. 447-460.

Kokot F., Ficek R., «Effects of neuropeptide Y on appetite», *Miner Electrolyte Metab* 25 (1999), pp. 303-305.

Korner J., Inabnet W., Conwell I.M., Taveras C., Daud A., Olivero-Rivera L., Restuccia N.L., Bessler M., «Differential effects of gastric bypass and banding on circulating gut hormone and leptin levels», *Obesity* 14 (2006), pp. 1553-1561.

Lee Y.H., Pratley R.E., «The evolving role of inflammation in obesity and the metabolic syndrome», *Curr Diab Rep* 5 (2005), pp. 70-75.

Le Roux C.W., Batterham R.L., Aylwin S.J., Patterson M., Borg C.M., Wynne K.J., Kent A., Vincent R.P., Gardiner J., Ghatei M.A., Bloom S.R., «Attenuated peptide YY release in obese subjects is associated with reduced satiety», *Endocrinology* 147 (2006), pp. 3-8.

Le Roux C.W., Welbourn R., Werling M., Osborne A., Kokkinos A., Laurenius A., Lonroth H., Fandriks L., Ghatei M.A., Bloom S.R., Olbers T., «Gut hormones as mediators of appetite and weight loss after Roux-en-Y gastric bypass», *Ann Surg* 246 (2007), pp. 780-785.

Matzinger D., Gutzwiller J., Drewe J., Orban A., Engel R.,

D'Amato M., Rovati L., Beglinger C., «Inhibition of food intake in response to intestinal lipids is mediated by cholecystolkinin in humans», *Am J Physiol* 277 (1999), pp. R1718-R724.

Moran O., Phillip M., «Leptin: obesity, diabetes and other peripheral effects-a review», *Pediatr Diabetes* 4 (2003), pp. 101-109.

Murphy K.G., Bloom S.R., «Gut hormones in the control of appetite», *Exp Physiol* 89 (2004), pp. 507-516.

Murphy K.G., Bloom S.R., «Gut hormones and the regulation of energy homeostasis», *Nature* 444 (2006), pp. 854-859.

Musami S.K., Erickson S., Allison D.B., «Obesity – still highly heritable after all these years», *Am J Clin Nutr* 87 (2008), pp. 275-276.

Naslund E., Hellstrom P.M., «Appetite signaling: from gut peptides and enteric nerves to brain», *Physiol Behav* 92 (2007), pp. 256-262.

Neary N.M., Goldstone A.P., Bloom S.R., «Appetite regulation: From the gut to the hypothalamus», *Clin Endocrinology* 60 (2003), pp. 153-160.

Oda E., «n-3 fatty acids and the endocannabinoid system», *Am J Clin Nutr* 85 (2007), p. 919.

Osei-Hyiaman D., Harvey-White J., Batkai S., Kunos G., «The role of the endocannabinoid system in the control of energy homeostasis», *Int J Obes* 30 (2006), pp. S33-38.

Pagotto U., Pasquali R., «Fighting obesity and associated risk factors by antagonizing cannabinoid type 1 receptors», *Lancet* 365 (2005), pp. 1363-1364.

Pagotto U., Marsicano G., Cota D., Lutz B., Pasquali R., «The emerging role of the endocannabinoid system in endocrine regulation and energy balance», *Endocrine Rev* 27 (2006), pp. 73-100.

Schwartz M.W., Morton G.J., «Keeping hunger at bay», *Nature* 418 (2002), pp. 595-597.

Schwartz M.W., Porte D., «Diabetes, obesity, and the brain», *Science* 307 (2005), pp. 375-379.

Sears B., *Come raggiungere la Zona*, Sperling & Kupfer, Milano 2000.

Sears B., *La Zona anti-età*, Sperling & Kupfer, Milano 2001.
Sears B., *Prevenire con la Zona*, Sperling & Kupfer, Milano 2006.
Sears B., *Magri per sempre*, Sperling & Kupfer, Milano 2009.
Small C.J., Bloom S.R., «Gut hormones and the control of appetite», *Trends Endocrinol Metab* 15 (2004), pp. 259-263.
Van den Hoek A.M., Teusink B., Voshol P.J., Havekes L.M., Romijin J.A., Pijl H., «Leptin deficiency per se dictates body composition and insulin action in ob/ob mice», *J Neuroendocrinology* 20 (2008), pp. 120-127.
Watanabe S., Doshi M., Hamazaki T., «n-3 polyunsaturated fatty acid (PUFA) deficiency elevates and n-3 PUFA enrichment reduces brain 2-arachidonylglycerol level in mice», *Prostaglandins Leukot Essent Fatty Acids* 69 (2003), pp. 51-59.
Wren A.M., Bloom S.R., «Gut hormones and appetite control», *Gastroenterology* 2007 132 (2007), pp. 2116-2130.
Ukkola O., «Peripheral regulation of food intake: new insights», *J Endocrinol Invest* 27 (2004), pp. 96-98.
Yudkin J.S., «Inflammation, obesity, and the metabolic syndrome», *Horm Metab Res* 39 (2007), pp. 707-709.

Appendice F. La biologia dell'invecchiamento

Bluher M., Kahn B.B., Kahn C.R., «Extended longevity in mice lacking the insulin receptor in adipose tissue», *Science* 299 (2003), pp. 572-574.
De Lange T., Lundblad V., Blackburn E. (a cura di), *Telomers*, Cold Spring Harbor Press, Cold Spring (NY) 2005.
Katic M., Kahn C.R., «The role of insulin and IGF-1 signaling in longevity», *Cell Mol Life Sci* 62 (2005), pp. 320-343.
Mathers C.D., Sadana R., Salomon J.A., Murray C.J., Lopez A.D., «Healthy life expectancy in 191 countries, 1999», *Lancet* 357 (2001), pp. 1685-1691.
Sears B., *La Zona anti-età*, Sperling & Kupfer, Milano 2001.
Kiecolt-Glaser J.K., Epel E.S., Belury M.A., Andridge R., Lin J., Glaser R., Malarke W.B., Hwang B.S., Blackburn E., «Omega-3

fatty acids, oxidative stress, and leukocyte telomere length», *Brain Behavior Immunity* 28 (2013), pp. 16-24.

Tiainen A.M., Männistö S., Blomstedt P.A., Moltchanova E., Perälä M.M., Kaartinen N.E., Kajantie E., Kananen L., Hovatta I., Eriksson J.G., «Leukocyte telomere length and its relation to food and nutrient intake in an elderly population», *Eur J Clin Nutr* 66 (2012), pp. 1290-1294.

Appendice G. Batteri intestinali e salute umana

Angelakis E., Armougom F., Million M., Raoult D., «The relationship between gut microbiota and weight gain in humans», *Future Microbiol* 7 (2012), pp. 91-109.

Arumugam M., Raes J., Pelletier E., Le Paslier D., Yamada T., Mende D.R., Fernandes G.R., Tap J., Bruls T., Batto J.M., Bertalan M., Borruel N., Casellas F., Fernandez L., Gautier L., Hansen T., Hattori M., Hayashi T., Kleerebezem M., Kurokawa K., Leclerc M., Levenez F., Manichanh C., Nielsen H.B., Nielsen T., Pons N., Poulain J., Qin J., Sicheritz-Ponten T., Tims S., Torrents D., Ugarte E., Zoetendal E.G., Wang J., Guarner F., Pedersen O., de Vos W.M., Brunak S., Dore J., Antolin M., Artiguenave F., Blottiere H.M., Almeida M., Brechot C., Cara C., Chervaux C., Cultrone A., Delorme C., Denariaz G., Dervyn R., Foerstner K.U., Friss C., van de Guchte M., Guedon E., Haimet F., Huber W., «Enterotypes of the human gut microbiome», *Nature* 473 (2010), pp. 174-180.

Boyle E.C., Finlay B.B., «Leaky guts and lipid rafts», *Trends Microbiol* 13 (2005), pp. 560-563.

Cani P.D., Neyrinck A.M., Fava F., Knauf C., Burcelin R.G., Tuohy K.M., Gibson G.R., Delzenne N.M., «Selective increases of bifidobacteria in gut microflora improve high-fat-diet-induced diabetes in mice through a mechanism associated with endotoxaemia», *Diabetologia* 50 (2007), pp. 2374-2483.

Cani P.D., Bibiloni R., Knauf C., Waget A., Neyrinck A.M., Delzenne N.M., Burcelin R., «Changes in gut microbiota control metabolic endotoxemia-induced inflammation in high-fat diet-induced obesity and diabetes in mice», *Diabetes* 57 (2008), pp. 1470-1481.

Cani P.D., Possemiers S., Van de Wiele T., Guiot Y., Everard A., Rottier O., Geurts L., Naslain D., Neyrinck A., Lambert D.M., Muccioli G.G., Delzenne N.M., «Changes in gut microbiota control inflammation in obese mice through a mechanism involving GLP-2-driven improvement of gut permeability», *Gut* 58 (2009), pp. 1091-103.

Diamant M., Blaak E.E., de Vos W.M., «Do nutrient-gut-microbiota interactions play a role in human obesity, insulin resistance, and type 2 diabetes?», *Obesity Res* 12 (2011), pp. 272-281.

Fei N., Zhao L., «An opportunistic pathogen isolated from the gut of an obese human causes obesity in germfree mice», *ISME J* 2012 (2012), pp. 1-5.

Larsen N., Vogensen F.K., van den Berg F.W., Nielsen D.S., Andreasen A.S., Pedersen B.K., Al-Soud W.A., Sorensen S.J., Hansen L.H., Jakobsen M., «Gut microbiota in human adults with type 2 diabetes differs from non-diabetic adults», *PLoS One* 5 (2010), pp. 9085.

Jumpertz R., Le D.S., Turnbaugh P.J., Trinidad C., Bogardus C., Gordon J.I., Krakoff J., «Energy-balance studies reveal associations between gut microbes, caloric load, and nutrient absorption in humans», *Am J Clin Nutr* 94 (2011), pp. 58-65.

Knight P., Campbell B.J., Rhodes J.M., «Host-bacteria interaction in inflammatory bowel disease», *Br Med Bull* 88 (2008), pp. 95-113.

Ley R.E., Backhed F., Turnbaugh P., Lozupone C.A., Knight R.D., Gordon J.I., «Obesity alters gut microbial ecology», *Proc Natl Acad Sci USA* 102 (2005), pp. 11070-11075.

Ley R.E., Turnbaugh P.J., Klein S., Gordon J.I., «Microbial ecology: human gut microbes associated with obesity», *Nature* 444 (2006), pp. 1022-1023.

Maes M., Kubera M., Leunis J.C., «The gut-brain barrier in major depression: intestinal mucosal dysfunction with an increased translocation of LPS from gram negative enterobacteria (leaky gut) plays a role in the inflammatory pathophysiology of depression», *Neuroendocrinology Letters* 29 (2008), pp. 29117-29124.

Ochoa-Reparaz J., Mielcarz D.W., Begum-Haque S., Kasper L.H., «Gut, bugs, and brain: role of commensal bacteria in the control of central nervous system disease», *Ann Neurol* 69 (2011), pp. 240-247.

Parnell J.A., Reimer R.A., «Prebiotic fibres dose-dependently increase satiety hormones and alter Bacteroidetes and Firmicutes in lean and obese JCR: LA-cp rats», *Br J Nutr* 107 (2012), pp. 601-613.

Sears B., *Magri per sempre*, Sperling & Kupfer, Milano 2009.

Subramanian S., Campbell B.J., Rhodes J.M., «Bacteria in the pathogenesis of inflammatory bowel disease», *Curr Opin Infect Dis* 2006 19 (2006), pp. 475-484.

Tilg H., Kaser A., «Gut microbiome, obesity, and metabolic dysfunction», *Clin Invest* 121 (2011), pp. 2126-2132.

Vrieze A., Holleman F., Zoetendal E.G., de Vos W.M., Hoekstra J.B., Nieuwdorp M., «The environment within: how gut microbiota may influence metabolism and body composition», *Diabetologia* 53 (2010), pp. 606-613.

Appendice H. L'epigenetica

Ailhaud G., Massiera F., Weill P., Legrand P., Alessandri J.M., Guesnet P., «Temporal changes in dietary fats: role of n-6 polyunsaturated fatty acids in excessive adipose tissue development and relationship to obesity», *Prog Lipid Res* 45 (2006), pp. 203-36.

Ailhaud G., Guesnet P., Cunnane S.C., «An emerging risk factor for obesity: does disequilibrium of polyunsaturated fatty acid metabolism contribute to excessive adipose tissue development?», *Br J Nutr* 100 (2008), pp. 461-470.

Ailhaud G., «Is obesity an adaptative response to inflammation?», *Obes Rev* 13 (2012), pp. 480-481.

Baur J.A., Pearson K.J., Price N.L., Jamieson H.A., Lerin C., Kalra A., Prabhu V.V., Allard J.S., Lopez-Lluch G., Lewis K., Pistell P.J., Poosala S., Becker K.G., Boss O., Gwinn D., Wang M., Ramaswamy S., Fishbein K.W., Spencer R.G., Lakatta E.G., Le Couteur D., Shaw R.J., Navas P., Puigserver P., Ingram D.K., de Cabo R., Sinclair D.A., «Resveratrol improves health and survival of mice on a high-calorie diet», *Nature* 444 (2006), pp. 337-342.

Brattbakk H.-R., Arbo I., Aagaard S., Lindseth I., Hjelle de Soysa A.K., Langaas M., Kulseng B., Lindberg F., Johansen B., «Balanced caloric macronutrient momposition downregulates immunological gene expression in human blood cells – adipose tissue diverges», *Omics DOI* (2011), pp. 10.1089/omi.2010.0124.

Campio J., Milagro F.I., Martínez J.A., «Individuality and epigenetics in obesity», *Obesity Reviews* 10 (2010), pp. 383-392.

Donahue S.M., Rifas-Shiman S.L., Gold D.R., Jouni Z.E., Gillman M.W., Oken E., «Prenatal fatty acid status and child adiposity at age 3 y: results from a US pregnancy cohort», *Am J Clin Nutr* 93 (2011), pp. 780-788.

Esmaillzadeh A., Kimiagar M., Mehrabi Y., Azadbakht L., Hu F.B., Willett W.C., «Fruit and vegetable intakes, C-reactive protein, and the metabolic syndrome», *Am J Clin Nutr* 84 (2006), pp. 1489-1497.

Hanbauer I., Rivero-Covelo I., Maloku E., Baca A., Hu Q., Hibbeln J.R., Davis J.M., «The decrease of n-3 fatty acid energy percentage in an equicaloric diet fed to B6C3Fe mice for three generations elicits obesity», *Cardiovasc Psychiatry Neurol* 2009 (2009), p. 867041.

Massiera F., Saint-Marc P., Seydoux J., Murata T., Kobayashi T., Narumiya S., Guesnet P., Amri E.Z., Negrel R., Ailhaud G. «Arachidonic acid and prostacyclin signaling promote adipose tissue development: a human health concern?», *J Lipid Res* 44 (2003), pp. 271-279.

Massiera F., Barbry P., Guesnet P., Joly A., Luquet S., Moreilhon-Brest C., Mohsen-Kanson T., Amri E.Z., Ailhaud G., «A Western-like fat diet is sufficient to induce a gradual enhancement in fat mass over generations», *J Lipid Res* 51 (2010), pp. 2352-2361.

Tollefsbol T. (a cura di), *Handbook of Epigenetics*, Academic Press, New York 2010.

Tollefsbol T. (a cura di), *Epigenetics in Human Disease*, Academic Press, New York 2012.

Indice delle ricette

Finito di stampare nel marzo 2013
presso ELCOGRAF S.p.A.
Stabilimento di Cles (TN)
Printed in Italy